Chez le même éditeur

Dans la même collection

Cardiologie, par Laurent SABBAH 2007, 208 pages.

Endocrinologie-diabétologie, par V. MINK. 2007, 108 pages.

Gynécologie – obstétrique, par F. LAMAZOU et S. SALAMA. 2007, 216 pages.

Pédiatrie – pédopsychiatrie, par I. LIM et M. SCHIFF. 2007, 144 pages.

Pneumologie, par B. PLANQUETTE. 2007, 160 pages.

Psychiatrie, par I. LIM. 2007, 144 pages.

Rhumatologie, par M.-A. ROUSSEAU. 2007, 208 pages.

Urgences-réanimation-transfusion, par A. CHAIB. 2007, 160 pages.

Dans la collection « évaluation en IFSI »

S'entraîner en cardiologie, par A. MAGE. 2006, 96 pages.

S'entraîner en endocrinologie – diabétologie, par B. MAYNAUD-CHARPENTIER. 2006, 96 pages.

S'entraîner en gastro-entérologie, par M. TENET. 2006, 96 pages.

S'entraîner en psychiatrie, par M. TENET. 2006, 96 pages.

S'entraîner en urgences – réanimation – transfusion, par C. SIÉBERT, H. PIQUET. 2006, 112 pages.

Autres ouvrages

Dictionnaire médical de l'infirmière, par J. QUEVAUVILLIERS, L. PERLEMUTER et G. PERLEMUTER. 2005, 7e édition, 1184 pages.

Fiches de soins infirmiers, par P. HALLOUËT. 2006, 2e édition, 664 pages.

Guide pratique de l'infirmière, par L. PERLEMUTER et G. PERLEMUTER. 2006, 1552 pages.

mémo INFIRMIER

Hépato-gastro-entérologie

Axel Balian
gastro-entérologue, nutritionniste,
hôpital Antoine Béclère, Clamart

Avec la collaboration de
Juliette Aoudia, IDE
Micheline Njike-Nguefang, gastro-entérologue
hôpital Antoine Béclère, Clamart

Collection dirigée par Laurent Sabbah

ELSEVIER
MASSON

62, rue Camille-Desmoulins, 92442 Issy-les-Moulineaux cedex
www.elsevier.fr et www.masson.fr

ISBN : 978-2-294-08067-8

Table des matières

Abréviations utilisées

Ac	anticorps
ACE	antigène carcino-embryonnaire
ADH	hormone antidiurétique
AFP	alpha-fœto-protéine
Ag	antigène
AINS	anti-inflammatoires non stéroïdiens
ALAT	alanine aminotransférase
AMM	autorisation de mise sur le marché
ApoA1	apolipoprotéine A1
ASA (classification)	classification de l'état clinique des patients (d'après l'*American Society of Anesthesiologists* [ASA])
ASAT	aspartate aminotransférase
ASP	abdomen sans préparation
CCR	cancer colorectal
CHC	carcinome hépatocellulaire
CMV	cytomégalovirus
CPRE	cholangiopancréatographie rétrograde endoscopique
CRP	C-réactive protéine
EBO	endobrachyœsophage
EBV	virus d'Epstein-Barr
ECG	électrocardiogramme
EFR	examen fonctionnel respiratoire
FOGD	fibroscopie œso-gastro-duodénale
5-FU	fluoro-uracile
γGT	gamma-glutamyl transpeptidase
HAA	hépatite alcoolique aiguë
HAS	Haute Autorité de santé
HAV	hépatite virale A/virus de l'hépatite A
HBV	hépatite virale B/virus de l'hépatite B
HDB	hémorragie digestive basse
HCV	hépatite virale C/virus de l'hépatite C
HDH	hémorragie digestive haute
HDV	hépatite virale D/virus de l'hépatite D
HELLP (syndrome)	*hemolysis elevated liver function test low platelet*

HEV	hépatite virale E/virus de l'hépatite E
HNPCC	*hereditary non polyposis colorectal cancer* (cancer colorectal héréditaire sans polypose)
H. pylori	Helicobacter pylori
HSV1/HSV2	herpes simplex virus 1/2
HTP	hypertension portale
IFN-alpha (IFN α)	interféron alpha
Ig	immunoglobuline
ILA	infection du liquide d'ascite
IRM	imagerie par résonance magnétique
LDH	lacticodéshydrogénase
LEAD	lupus érythémateux aigu disséminé
MICI	maladie chronique inflammatoire de l'intestin (RCH, maladie de Crohn)
NASH	stéatohépatite non alcoolique
NFS	numération formule sanguine
PA	pancréatite aiguë
PAF	polypose adénomateuse familiale
PAN	pancréatite aiguë nécrosante
PBH	ponction-biopsie hépatique
PEG	polyoxyéthylène-glycol (SYN. : polyéthylène-glycol)
PCC	pancréatite chronique calcifiante
RAI	recherche des agglutinines irrégulières
RCH	rectocolite hémorragique
RGO	reflux gastro-œsophagien
SHR	syndrome hépatorénal
SIO	sphincter inférieur de l'œsophage
TCA	temps de céphaline activée
TDM	tomodensitométrie
TH	transplantation hépatique
TIPS	*transjugular intrahepatic portosystemic shunt* (shunt porto-cave par voie transjugulaire)
TNF	*tumor necrosis factor*
TOGD	transit œso-gastro-duodénal
TP	taux de prothrombine
TR	toucher rectal
TSHus	hormone thyréostimulante ultrasensible
VO	varices œsophagiennes

PARTIE 1

Anatomie et physiologie

1. Physiologie œso-gastro-duodénale

L'œsophage

Anatomie fonctionnelle

Organe tubulaire musculo-membraneux mesurant près de 25 cm.
Il comporte un sphincter supérieur, un corps et un sphincter inférieur.
Sa structure musculaire et son innervation permettent la propulsion des aliments de l'oropharynx vers l'estomac.
Le sphincter inférieur sert de barrière anti-reflux.

La fonction motrice

Au repos, l'œsophage ne contient ni air ni liquide, et n'a aucune activité contractile.
Lors de la déglutition, le sphincter supérieur se relâche, une onde péristaltique progresse dans l'œsophage, avec relâchement du sphincter inférieur juste avant que cette onde ne l'atteigne.

Estomac

Anatomie fonctionnelle

L'excitation de la paroi gastrique par l'arrivée du bol alimentaire aboutit à la contraction de l'estomac proximal, provoquant la progression des aliments dans l'estomac distal, prépylorique.
Les aliments sont brassés, mélangés aux sécrétions gastriques et digérés.
En fonction de la nature des aliments, le temps de séjour dans l'estomac avant le franchissement du pylore est variable. Il va de 20 min pour les liquides comme l'eau à plus de 4 h pour les aliments solides, qui ont besoin d'être transformés en particules de taille inférieure à 0,3 mm. Les lipides sont les aliments qui restent le plus longtemps dans l'estomac.

La fonction sécrétoire

Chaque jour l'estomac sécrète 1,5 L de suc gastrique, qui contient :
- des enzymes protéolytiques (pepsines);
- de l'acide chlorhydrique;
- des protéines;
- du mucus.

1

Ce sont les aliments (lors de l'ingestion, ou simplement leur odeur ou le fait de les voir), qui provoquent, par plusieurs voies réflexes, cette sécrétion gastrique.
Il existe différentes voies de régulation de cette sécrétion : hormonale (par exemple somatostatine), neurologique (notamment nerf pneumogastrique), psychologique.

2. Physiologie du côlon, du rectum et de l'anus

Anatomie fonctionnelle

Le côlon forme un cadre qui entoure la cavité abdominale et les anses intestinales. Il mesure 1 à 1,4 m de longueur. Il comprend successivement, en allant dans le sens de la progression des selles : le cæcum, le côlon ascendant (ou droit), le côlon transverse, le côlon descendant (ou gauche) et le sigmoïde. Puis vient le rectum, qui ne fait pas partie du côlon.

La fonction colique de réabsorption de l'eau

Chaque jour, près de 1,4 L de liquide isotonique arrive dans le cæcum. Près de 90 % sont réabsorbés au niveau du cæcum sous la forme d'eau et de sel, avec une capacité maximale de réabsorption de 5 l/jour. Ce phénomène explique que les selles pèsent en moyenne 180 g/jour.

La fonction des bactéries coliques

Le côlon contient 10^{14} bactéries, parmi lesquelles on distingue :
- la flore dominante (*Bactéroides*) ;
- la flore sous-dominante (*Clostridium*, *E. coli*, etc.) ;
- la flore de passage (uniquement dans des circonstances pathologiques).

Ces bactéries participent au processus de fermentation ; les glucides exogènes incomplètement digérés dans le grêle (fibres, lactose, etc.) et les glucides endogènes (le mucus) sont transformés en acides gras à chaînes courtes (notamment butyrates) et en gaz. Le butyrate est le meilleur nutriment du colonocyte et exerce une action trophique sur la muqueuse colique. Les acides gras servent aussi à moduler la charge osmotique des selles en augmentant l'absorption d'eau et d'électrolytes.

La fonction propulsive du côlon

À partir du cæcum, les matières fécales progressent sous l'influence des contractions coliques, avec un rythme nycthéméral (recrudescence le matin au réveil et après les repas, diminution nocturne). La jonction recto-sigmoïdienne est une barrière anatomique et de pression. Les mécanismes de continence se mettent en place dans le rectum.

La fonction de continence du rectum et de l'anus, la défécation

La continence fécale repose sur :

- un système capacitif : le rectum ;
- un système résistif : les sphincters de l'anus et le muscle releveur de l'anus ;
- un système sensitif : les récepteurs situés dans le rectum (à l'origine de la sensation de besoin) et ceux de la partie haute du canal anal (qui analysent le contenu rectal).

La défécation est due à une relaxation coordonnée des faisceaux du muscle releveur de l'anus et du sphincter externe.

Les différentes étapes sont, de manière physiologique, les suivantes.

- Une arrivée des selles dans le rectum, avec distension de l'ampoule rectale, ce qui provoque l'activation de mécanorécepteurs rectaux. Cela conduit à une sensation de besoin et au réflexe d'échantillonnage (qui renseigne sur la nature du contenu rectal : liquide, solides, gaz).
- Il se produit alors, de manière séquentielle :
  - un relâchement du sphincter anal interne,
  - une contraction brève du sphincter anal externe (muscle strié sous le contrôle de la volonté) et du puborectal (réflexe conditionné) qui empêche l'expulsion des selles,
  - puis : distension rectale (si pas de possibilité d'aller à la selle) ou relaxation du sphincter externe et du puborectal si défécation (si possibilité d'aller à la selle).

La défécation prend fin avec la fermeture de l'angle anorectal par contraction du sphincter anal externe.

3. Fonctions du foie

Le foie a essentiellement des fonctions de synthèse, des fonctions d'épuration, et des fonctions biliaires.

Fonctions de synthèse

Synthèse de multiples protéines indispensables au bon fonctionnement de l'organisme, en particulier :
- de facteurs de la coagulation, dont le facteur V (dont la synthèse est indépendante de la vitamine K1);
- de l'albumine, qui est essentielle au transport de nombreuses molécules;
- de facteurs de structure;
- de protéines de la réaction inflammatoire.

Fonctions d'épuration et fonctions biliaires

Production de bile (solution hydrique composée de bilirubine conjuguée, de sels biliaires, de cholestérol et de phospholipides) par le foie.
Élimination de toxiques produits par l'organisme. Ainsi, une raison de l'encéphalopathie hépatique en cas d'insuffisance hépatique serait l'accumulation d'ammoniaque non détoxifiée par le foie.
Élimination biliaire de multiples médicaments (nécessité d'adapter la posologie de ces traitements en cas d'insuffisance hépatique).

PARTIE 2

Pathologies

4. Dysphagie

Définition, mécanismes, conséquences

Difficulté non douloureuse à la progression de la bouchée alimentaire avec sensation d'arrêt ou de blocage.
Les dysphagies peuvent être oropharyngées ou œsophagiennes.

Dysphagies oropharyngées

Elles sont surtout d'origine :
- neuromusculaire : accident vasculaire cérébral, poliomyélite, sclérose latérale amyotrophique, sclérose en plaques, myasthénie, etc.;
- tumorale;
- inflammatoire, notamment angine, qui est la première cause de dysphagie;
- autre : corps étranger, ostéophytes, etc.

Dysphagies œsophagiennes

Tumeurs, troubles moteurs de l'œsophage.

Conséquences

La dysphagie peut être un symptôme grave, à l'origine :
- d'une dénutrition rapide;
- d'une déshydratation;
- de régurgitations du contenu de l'œsophage (pneumopathie d'inhalation).

L'affection sous-jacente à l'origine de la dysphagie fait aussi la gravité de ce symptôme.

Orientation diagnostique

Terrain et antécédents

Notion d'un endobrachyœsophage (EBO) (métaplasie intestinale du bas œsophage), d'une œsophagite sévère, d'un alcoolo-tabagisme, d'un antécédent de cancer ORL.

Signes fonctionnels

Caractéristiques de la dysphagie

- Installation progressive ou brutale (corps étranger).
- Sélective pour les solides et/ou les liquides.

pathologies

- Incomplète (patient pouvant s'alimenter) ou totale (aphagie).
- Permanente ou intermittente.
- Associées ou non à des douleurs thoraciques lors de la déglutition (odynophagie).

Le niveau ressenti de l'obstacle par le patient ne correspond pas toujours au niveau lésionnel.

Signes d'accompagnement

Amaigrissement, dénutrition, signes respiratoires (par compression des bronches, par une fistule œsotrachéale), signes neurologiques et/ou musculaires, etc.

Algorithme diagnostique devant une dysphagie œsophagienne

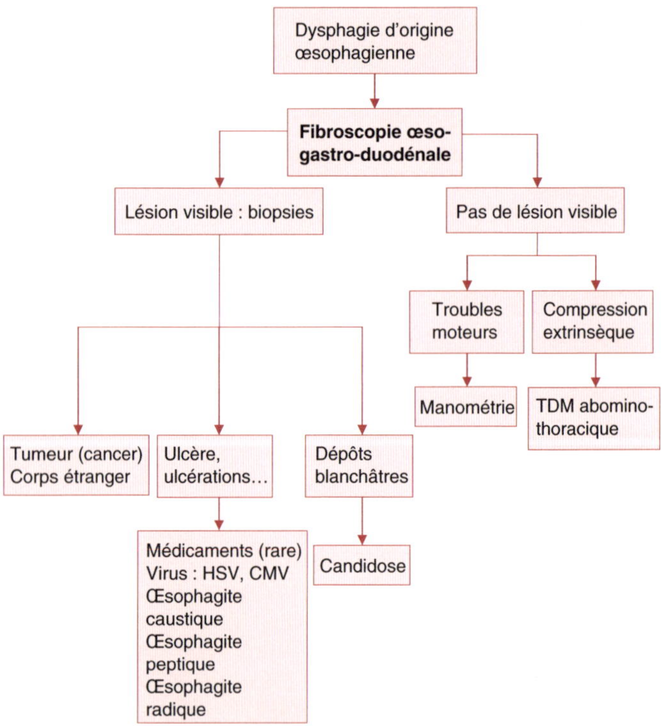

Principaux diagnostics et prise en charge

Cancer de l'œsophage

Voir fiche n° 13.

Sténose peptique

Voir fiche n° 12 (Reflux gastro-œsophagien).

Sténose caustique

Survenant dans les mois ou années suivant une ingestion de caustique. À la fibroscopie œso-gastro-duodénale (FOGD), la sténose est centrée. Parfois sténoses multiples, étagées, plus ou moins serrées.
Traitement : tenter si possible dilatation endoscopique; sinon chirurgie. Nouveautés en cours de validation : prothèses endoscopiques plastiques temporaires.

Achalasie (ou mégaœsophage idiopathique)

Trouble moteur de l'œsophage le plus fréquent, caractérisé par un déficit complet ou non de la relaxation du sphincter inférieur de l'œsophage (SIO) en réponse aux déglutitions. Cela peut aboutir au long cours à une dilatation de l'œsophage sus-jacent.
La dysphagie est chronique, permanente ou intermittente, parfois paradoxale, capricieuse dans le temps, pouvant céder lors de certaines manœuvres (Valsalva, ingestion d'eau glacée, etc.). Elle peut s'associer à des douleurs rétrosternales, parfois pseudo-angineuses.
Les deux complications majeures sont la pneumopathie d'inhalation et le carcinome épidermoïde de l'œsophage.
Le diagnostic est manométrique : abolition complète du péristaltisme sur toute la hauteur de l'œsophage, relaxation incomplète ou nulle du SIO lors de la déglutition, hypertonie du SIO.
Le traitement est basé sur les dérivés nitrés ou inhibiteurs calciques en sublingual dans les formes modérées. Dans les formes plus sévères : dilatation pneumatique endoscopique ou chirurgie (œsocardiomyotomie extramuqueuse).

Autres troubles moteurs de l'œsophage

La sclérodermie : dysphagie et/ou reflux gastro-œsophagien (RGO) et/ou œsophagite sévère. Manométrie : hypotonie sévère du SIO, hypo- voire apéristaltisme des 2/3 inférieurs de l'œsophage.

Œsophagites infectieuses

Œsophagite candidosique

Essentiellement chez l'immunodéprimé et/ou en cas de prise d'antibiotiques à large spectre et/ou de corticothérapie. À la FOGD : dépôts blanchâtres sur une partie ou la totalité de l'œsophage.

Œsophagite à cytomégalovirus (CMV)

Essentiellement chez l'immunodéprimé. À la FOGD : ulcérations plus ou moins étendues, parfois creusantes. Le diagnostic est histologique.
Traitement : *Cymevan* ou foscarnet.

Œsophagite herpétique (herpes simplex virus 1 ou 2 [HSV1 ou HSV2])

Essentiellement chez l'immunodéprimé. À la FOGD : érosions ou ulcère à bords surélevés du 1/3 inférieur. Diagnostic histologique et virologique.
Traitement : aciclovir.

Œsophagites médicamenteuses

Les plus souvent en cause : AINS, biphosphonates, comprimés de potassium, tétracyclines.
Le traitement est préventif : comprimés ingérés en position assise avec un grand verre d'eau avant et après la prise médicamenteuse.

Diverticules œsophagiens

Ils ne sont à l'origine d'une dysphagie que s'ils sont volumineux et/ou compressifs.
Le diverticule pharyngo-œsophagien du 1/3 supérieur (dit aussi diverticule de Zenker) peut se révéler par : dysphagie cervicale, tuméfaction cervicale, régurgitations spontanées avec ou sans pneumopathies d'inhalation. Il est vu au transit œso-gastro-duodénal (TOGD) sous forme d'une image d'addition plus ou moins volumineuse.
Traitement réservé aux seuls cas symptomatiques : destruction au laser ou résection chirurgicale avec myotomie du cricopharyngien.

Autres

Corps étrangers : le retrait par voie endoscopique est le plus souvent possible.
Compression extrinsèque : médiastinite néoplasique.

5. Ascite

Définition, physiopathologie de l'ascite du cirrhotique

Ascite : accumulation de liquide non hématique dans la cavité péritonéale.
Physiopathologie de l'ascite du cirrhotique : l'hypertension portale (HTP) induit une vasodilatation artérielle splanchnique avec diminution des résistances vasculaires systémiques et baisse du volume sanguin efficace. Les systèmes nerveux sympathiques, rénine-angiotensine-aldostérone, l'hormone antidiurétique (ADH) sont alors activés. En raison de la rétention de sodium et d'eau libre apparaît une augmentation du volume intravasculaire et du débit cardiaque. Si l'HTP est modérée, la volémie efficace est restaurée et les signaux stimulant les systèmes vasoconstricteurs endogènes sont supprimés : la cirrhose est compensée, sans ascite. Si l'HTP est plus sévère (avec une vasodilatation plus sévère), les systèmes vasoconstricteurs endogènes et la rétention hydrosodée ne corrigent pas l'hypovolémie plus importante, conduisant à la formation de l'ascite.
Les ascites sont riches (> 25 g/L) ou pauvres (< 25 g/L) en protides.
Le gradient d'albumine (albumine sang - albumine ascite) :
- si gradient > 11 : ascite en rapport avec une HTP;
- si gradient < 11 : absence d'HTP.

Diagnostic

Circonstance du diagnostic de l'ascite

Habituelles : prise de poids récente, anasarque, découverte échographique, augmentation du périmètre ombilical.
Découverte clinique : matité mobile, déclive, à limite concave vers le haut, encadrant un tympanisme périombilical. L'examen clinique ne retrouve que les ascites avec un volume > 1 L.
L'ascite est classée en fonction de son volume en trois grades :
- grade 1 : ascite de faible volume;
- grade 2 : ascite modérée;
- grade 3 : ascite tendue ou volumineuse.

Moyens du diagnostic

Ponction d'ascite

Échographie

Examen le plus sensible, détecte des volumes d'ascite de 100 mL. Recherche aussi des signes d'HTP (dérivations collatérales, splénomégalie), des anomalies du péritoine, des adénopathies, une pathologie pancréatique, la perméabilité des veines sus-hépatiques, etc.

Étiologies

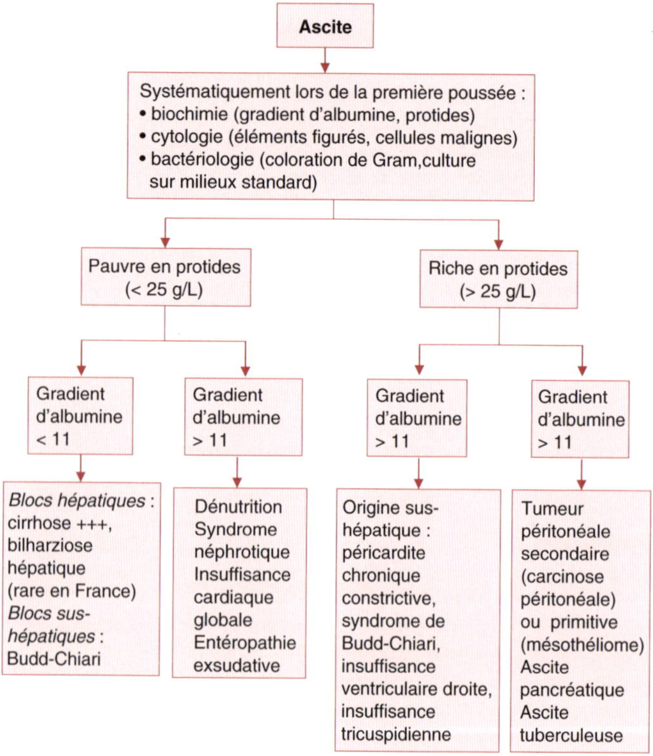

La première cause d'ascite en France est la cirrhose.
La deuxième cause d'ascite est la carcinose péritonéale (première cause d'ascite riche en protides) : diffusion intrapéritonéale d'un cancer (pancréas, côlon, ovaire, estomac, utérus).
Les autres causes, plus rares, sont les suivantes.
L'ascite pancréatique due à la communication entre le péritoine et du liquide pancréatique (rupture canalaire ou d'un pseudo-kyste).
Le mésothéliome péritonéal.
L'ascite tuberculeuse. Le liquide est riche en protides et en lymphocytes. La laparoscopie peut montrer des nodules péritonéaux

blanchâtres dont l'histologie montre des granulomes épithélioïdes et gigantocellulaires.
Le syndrome de Budd-Chiari (obstruction aiguë ou chronique des gros troncs veineux sus-hépatiques).

Complications

Elles surviennent surtout en cas d'ascite du cirrhotique.

Complications mécaniques

- Compression diaphragmatique. Épanchement pleural.
- Hernie de paroi, étranglement herniaire, éventration.
- Rupture de l'ombilic.

Complications infectieuses

- Infection du liquide d'ascite.
- Surinfection tuberculeuse de l'ascite.

Complications métaboliques

- Hyponatrémie.
- Ascite réfractaire.
- Syndrome hépatorénal (SHR).

L'ascite réfractaire est définie par la persistance de l'ascite ou sa récidive précoce (avant un mois) malgré un traitement maximal bien suivi (restriction sodée, diurétiques aux doses maximales, sans prise de toxiques) et/ou ne pouvant être bien suivi (contre-indication et/ou complication du traitement diurétique). Le pronostic est sévère avec une survie à un an de 20 %.

Traitement

Mobilisation de l'ascite modérée

- Réduction de l'apport sodé (20 mmol de sel par jour) obtenue par la suppression du sel alimentaire et des aliments riches en sel (conserves, fromages, etc.)
- Initialement, traitement diurétique uniquement par antiminéralocorticoïde (type spironolactone). Le délai d'action est de 48 h. En cas d'échec, association selon un rapport 10/4 d'un diurétique actif au niveau du tube contourné distal (spironolactone) avec un diurétique de l'anse (type furosémide) en une prise matinale. Les doses sont augmentées de manière progressive avec les mêmes proportions jusqu'aux doses maximales (400 mg de spironolactone et 160 mg

de furosémide). L'inefficacité à ces doses définit alors une ascite réfractaire.

- Surveillance clinique (courbe de poids quotidienne avec une perte de poids ne devant pas dépasser 500 g/j chez les malades sans œdème périphérique et 1 000 g/j en cas d'œdème) et biologique (natrémie, potassium, créatinine).

Mobilisation de l'ascite volumineuse ou tendue ou mal tolérée

Ponction (paracentèse)-compensation initiale avec de l'albumine. Puis traitement médicamenteux diurétique en l'absence de contre-indication.
La restriction hydrique n'est indiquée qu'en cas d'hyponatrémie ([Na^+] < 130 μmol/L) sans insuffisance rénale.

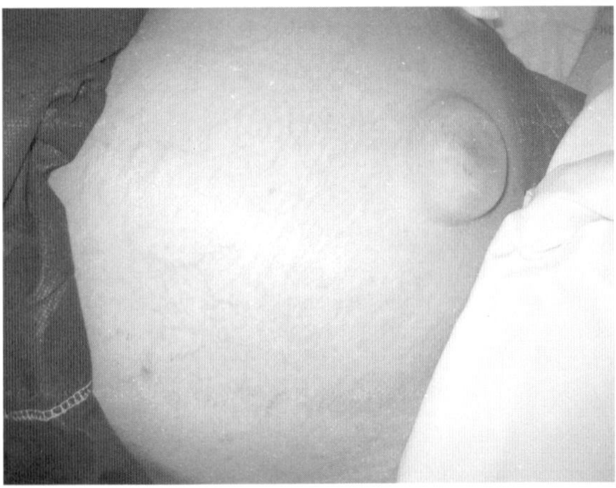

Ascite tendue avec hernie ombilicale.

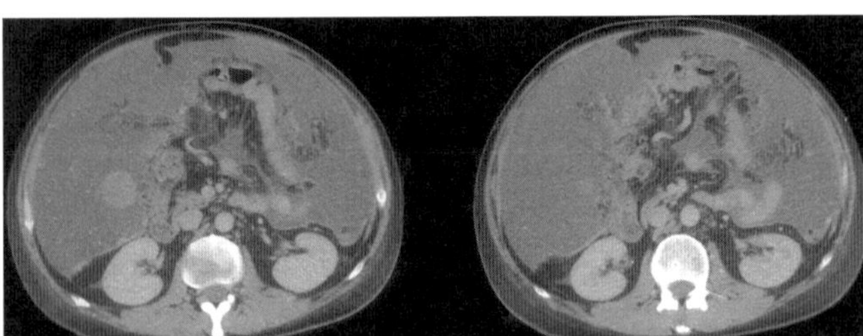

TDM. Ascite diffuse.

Conduite à tenir IDE

Protocole d'examen : ponction d'ascite

Préparation du patient

- Explication de l'examen. Pas de nécessité d'anesthésie. Pas de nécessité d'être à jeun.
- Peser le malade avant la ponction, surtout si ponction évacuatrice d'une grande quantité d'ascite.
- Mesure du périmètre abdominal.
- Installation du patient en décubitus dorsal à plat. Parfois, si ascite de faible abondance, installation en décubitus latéral gauche.
- Rassurer le patient.

Exécution du soin

- La ponction se fait en pleine matité à l'union 1/3 externe 2/3 interne de la ligne reliant l'ombilic à l'épine iliaque antéro-supérieure gauche.
- Le médecin qui effectue le geste se sera au préalable lavé les mains (lavage antiseptique) et aura mis des gants stériles.
- Désinfection du point de ponction.
- Introduction du trocart de manière perpendiculaire, en évitant les veines superficielles.
- Habituellement, pour l'ascite exploratrice (en cas de première ponction), préparer au moins trois tubes :
  - un « biochimie » (protides totaux, albumine, en fonction du contexte : lipase, etc.);
  - un « anatomopathologie » (cytologie, recherche de cellules cancéreuses);
  - un « bactériologie » (coloration de Gram, mise en culture).

Surveillance

- Rythme d'évacuation : 2 à 3 L/h.
- Noter la quantité d'ascite évacuée.
- Noter l'aspect macroscopique de l'ascite : citrin, trouble, hémorragique.
- Veiller à la compensation par de l'albumine lorsque la quantité évacuée est supérieure à 5 L.

6. Douleurs abdominales et lombaires aiguës chez l'adulte

Diagnostic

Orientation diagnostique

La douleur abdominale est l'un des problèmes les plus fréquemment rencontrés en gastro-entérologie. Il est indispensable de raisonner en termes de prévalence des principales affections, et en termes d'urgence (diagnostique et/ou thérapeutique).

Caractéristiques de la douleur

Siège. La paroi abdominale est divisée en onze régions : hypochondre droit, hypochondre gauche, fosse iliaque droite, fosse iliaque gauche, hypogastrique, épigastrique, sus-ombilicale, sous-ombilicale, latéral droit, latéral gauche, diffus. Cela permet de préciser le siège de la douleur.
Mode de début et évolution : brutal, d'emblée maximale, ou progressive.
Facteurs d'exacerbation : inspiration profonde, alimentation, etc.
Facteurs de soulagement : alimentation (ulcère), aspirine (pancréatite), etc.
Irradiations douloureuses : par exemple pointe de l'omoplate (pathologie biliaire).
Intensité : critère subjectif. Une douleur intense évoque une pancréatite, une péritonite, etc.
Type : douleurs intermittentes, continues, etc.
Migration de la douleur : par exemple douleur en fosse iliaque gauche en cas de sigmoïdite diverticulaire, puis diffusion si complication.

Signes associés

Signes de choc : pathologie grave (pancréatite aiguë, infarctus mésentérique, péritonite, grossesse extra-utérine, etc.).
Fièvre : oriente vers un foyer inflammatoire ou infectieux.
Présence d'une hémorragie digestive : hématémèse ou méléna (ulcère par exemple), rectorragies (colite ischémique par exemple).

Signes urinaires : hématurie en cas de colique néphrétique.
Troubles du transit : occlusion intestinale par obstruction ou iléus réflexe.
Nausées, vomissements : non spécifiques, peu sensibles, rencontrées dans presque toutes les pathologies douloureuses digestives.
Notion de traumatisme abdominal récent.
Ils sont fonction de l'orientation diagnostique et de l'urgence supposée.
Biologie : lipasémie, troponine, NFS plaquettes, bilan hépatique, βHCG.
Bactériologie : hémocultures, ECBU, etc.
Radiologie : abdomen sans préparation (ASP), échographie, TDM, fibroscopie œso-gastro-duodénale (FOGD) (urgence différée en dehors de l'hémorragie).
Parfois nécessité d'une cœlioscopie diagnostique (et thérapeutique), notamment chez la femme.

Étiologies

Éléments orientant vers l'étiologie de la douleur abdominale aiguë

Données de l'interrogatoire et de l'examen clinique.
Prévalence de la maladie. Les causes de douleurs abdominales aiguës les plus fréquentes en France sont : appendicite aiguë, cholécystite aiguë, occlusion du grêle, pancréatite aiguë, colique néphrétique, ulcère perforé, complication de tumeur, sigmoïdite aiguë diverticulaire.
Examens complémentaires : biologique, radiologique, endoscopique.

Étiologies des douleurs abdominales aiguës

Urgences chirurgicales

- Occlusion intestinale aiguë.
- Péritonite.
- Colite aiguë grave compliquée (maladie chronique inflammatoire de l'intestin [MICI], ischémique, infectieuse).
- Torsion de testicule.
- Rupture et/ou fissuration d'anévrisme de l'aorte.
- Traumatisme pénétrant de l'abdomen.

Urgences médicales avec parfois traitement spécifique

- Pancréatite aiguë.
- Colite aiguë grave non compliquée (MICI, ischémique).

- Infarctus du myocarde.
- Pyélonéphrite.
- Acidocétose diabétique.
- Insuffisance surrénale aiguë.
- Infarctus splénique (drépanocytose +++).
- Hémolyse aiguë.
- Métabolique : œdème angioneurotique, porphyrie aiguë.
- Phéochromocytome.

Traitement médical avec chirurgie différée possible

- Appendicite aiguë.
- Cholécystite aiguë.
- Traumatisme non pénétrant de l'abdomen.

Traitement médical rapide (antalgique)

- Colique néphrétique.
- Gastro-entérite aiguë.
- Fièvre méditerranéenne familiale.

Douleurs abdominales aiguës chez la femme enceinte

Urgences chirurgicales

- Rupture de l'utérus gravide.
- Torsion d'annexe ascensionnée.

Urgences médicales

- Nécrobiose aseptique.
- Divers : colique néphrétique, pyélonéphrite aiguë, drépanocytose.

Urgences médico-chirurgicales

- Pré-éclampsie, éclampsie, HELLP syndrome.
- Hématome rétroplacentaire.

Algorithme de l'orientation clinique

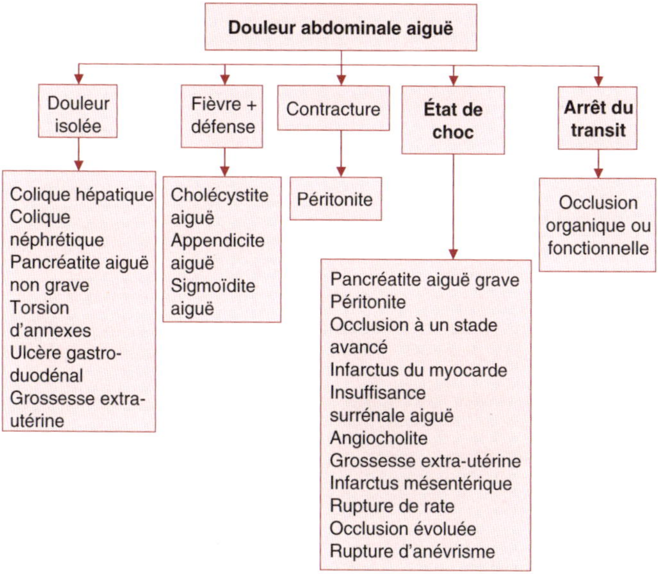

7. Ictère

Définition, physiopathologie

L'ictère se définit comme une coloration jaune de la peau et des muqueuses. Les valeurs normales de la bilirubine sérique sont < 17 μmol/L. L'ictère devient visible pour des valeurs de bilirubine sérique > 25 μmol/L.

La cholestase est la diminution de la sécrétion biliaire. Elle peut être ictérique ou anictérique.

La bilirubine est le produit de dégradation de l'hème. Elle est transportée dans le sang en liaison avec l'albumine. Dans l'hépatocyte, elle est transportée par la ligantine, puis excrétée dans les canalicules biliaires.

Orientation diagnostique

Données cliniques

Interrogatoire

- Antécédents médicaux (lithiase, notion de transfusion sanguine, etc.).
- Antécédents chirurgicaux (intervention sur les voies biliaires, le pancréas).
- Prises médicamenteuses ou de toxiques (alcool).
- Modalités d'installation de l'ictère (progressive, brutale), signes associés (fièvre, douleurs abdominales).
- Notion de voyage récent.
- Notion de majoration en période de jeûne (maladie de Gilbert).

Examen clinique

- Signes d'insuffisance hépatocellulaire.
- Signes d'hypertension portale (HTP).
- Recherche de grosse vésicule biliaire.

Données biologiques

- Hyperbilirubinémie conjuguée, non conjuguée ou mixte.
- Hémoglobine, réticulocytes, lacticodéshydrogénase (LDH), haptoglobine (anémie hémolytique).
- Aspartate aminotransférase (ASAT), alanine aminotransférase (ALAT), gamma-glutamyl transpeptidase (γGT), phosphatases alcalines (association à une cholestase et/ou à une cytolyse).

- Taux de prothrombine (TP), facteur V, électrophorèse des protides sériques (arguments pour une cirrhose).
- Électrophorèse de l'hémoglobine pour les hémoglobinopathies.

Données radiologiques

Examens de première intention

Échographie hépato-bilio-pancréatique : dilatation des voies biliaires extra- et/ou intrahépatiques, tumeur pancréatique, lithiase vésiculaire (plus rarement de la voie biliaire principale).

Examens de deuxième intention

	Cholangio-IRM	TDM	Écho-endoscopie	Cholangio-pancréato-graphie rétrograde endoscopique (CPRE)
Anesthésie	Non	Non	Générale	Générale
Particularités	Délais de rendez-vous longs	Facilement accessible	Nécessite un opérateur entraîné	Uniquement à visée thérapeutique
Complications hors anesthésie		Allergie à l'iode Insuffisance rénale		Pancréatite aiguë Angiocholite Hémorragie
Apports	Diagnostic du siège de l'obstacle. Diagnostic de la nature de l'obstacle	Exploration du foie aux différents temps de l'injection	Diagnostic du siège de l'obstacle. Diagnostic de la nature de l'obstacle. Possibilité de ponction sous échoendoscopie	Diagnostic du siège de l'obstacle. Diagnostic de la nature de l'obstacle. Possibilité de traitement (sphinctérotomie, mise en place de prothèse)

Ictère à bilirubine non conjuguée

Maladie	Caractéristiques	Traitement
Maladie de Gilbert	Ictère modéré. Bilan normal (NFS, biologie hépatique, etc.). Augmentation de la bilirubine à jeun. Fréquent +++ (5 % de la population)	Si ictère invalidant, prise d'inducteurs enzymatiques (phénobarbital)
Syndrome de Crigler-Najjar de type 1	Risque d'encéphalopathie bilirubinique	En période néonatale : exsanguinotransfusion et photothérapie. Puis transplantation hépatique
Syndrome de Crigler-Najjar de type 2	Encéphalopathie bilirubinique exceptionnelle	Inducteurs enzymatiques (phénobarbital)
Ictères hémolytiques	Fonction de la maladie en cause	Fonction de la maladie en cause

Ictère à bilirubine conjuguée

L'échographie hépatobiliaire sépare les différentes pistes diagnostiques.

Cholestase extrahépatique

- Tumeur pancréatique (habituellement adénocarcinome excréto-canalaire ou ampullome vatérien).
- Lithiase de la voie biliaire principale.
- Cancer des voies biliaires extrahépatiques.
- Cholangite sclérosante primitive.

Cholestase intrahépatique à foie homogène

- Hépatites virales aiguës ou chroniques.
- Hépatites auto-immunes.
- Hépatites médicamenteuses (érythromycine, amoxicilline-acide clavulanique, allopurinol, sels d'or, contraceptifs oraux, imipramine, etc.).

- Cirrhose biliaire primitive.
- Hépatite alcoolique aiguë grave (calcul alors du score pronostique de Maddrey).

Cholestase intrahépatique à foie hétérogène

- Tumeurs hépatiques malignes primitives (carcinome hépatocellulaire [CHC]).
- Tumeurs hépatiques malignes secondaires (métastases).

Algorithme diagnostique devant un ictère

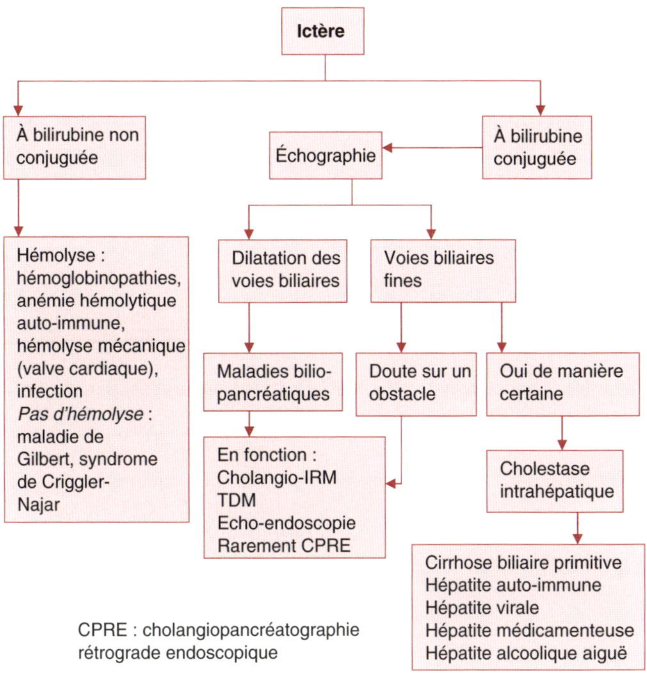

CPRE : cholangiopancréatographie rétrograde endoscopique

8. Diarrhée chronique

Définition

Définition théorique : émission continue ou intermittente d'un poids moyen de selles > 300 g/j et évoluant depuis plus de quatre semaines.
Définition pratique : émission de plus de trois selles par jour sous un régime alimentaire de type occidental (carencé en résidus), et évoluant depuis plus de quatre semaines.

Diarrhées chroniques sans malabsorption, dites hydriques

Ce sont les plus fréquentes.

Diarrhées motrices

Physiopathologie : accélération de la vitesse de transit intestinal.
Caractéristiques cliniques : selles nombreuses, de faible poids, impérieuses (surtout matinales et postprandiales), avec souvent présence d'aliments non digérés ingérés le jour même, et une bonne efficacité des ralentisseurs du transit.
Le test au rouge carmin est anormalement court (première selle rouge en moins de 8 h).

Principales étiologies des diarrhées motrices

Étiologies	Caractéristiques
Troubles fonctionnels intestinaux	Dans 80 % des cas, diagnostic d'élimination
Syndrome carcinoïde	Diarrhée motrice, flush cutané, cardiopathie carcinoïde. Élévation de la sérotonine sérique et du 5-HIAA urinaire Tumeur repérée par : TDM, *Octréoscan*, échographie, FOGD, vidéocapsule
Hyperthyroïdie	TSHus, T4
Neurologique (vagotomie, sympathectomie, diabète, amylose)	Anamnèse, autres signes de dysautonomie (diabète)

FOGD : fibroscopie œso-gastro-duodénale, TSHus : hormone thyréostimulante ultrasensible, 5-HIAA : acide 5-hydroxy-indolylacétique

Diarrhées sécrétoires

Physiopathologie : augmentation des sécrétions digestives.
Caractéristiques cliniques : abondante (> 500 g/j), persistance au jeûne.

Principales étiologies des diarrhées sécrétoires

Étiologies	Caractéristiques
Adénome villeux sécrétant	Hypokaliémie. Biopsie lors de la coloscopie
Colite microscopique (collagène, lymphocytaire)	Diagnostic histologique obtenu par des biopsies étagées lors de la coloscopie
Laxatifs irritants (anthraquinones, phénolphtaléine, etc.). Maladie des laxatifs	Coloscopie : côlon tubulé, mélanose. À la biopsie : dépôts de lipofuscines. Laxatifs dans les selles
Médicamenteuse	Colchicine, digitaliques, biguanides

Diarrhées osmotiques

Physiopathologie : augmentation de l'osmolarité dans la lumière intestinale.
Caractéristiques cliniques : arrêt lors du jeûne (sauf si prise clandestine de solutés osmotiques), trou osmotique élevé dans les selles (> 125 mOsm/kg).

Principales étiologies des diarrhées osmotiques

Étiologies	Caractéristiques
Déficit en lactase	Diarrhée après ingestion de lait. Épreuve d'exclusion-réintroduction du lactose
Prise de laxatifs	Lactulose, sorbitol, laxatifs contenant du phosphore ou du magnésium

Diarrhées volumogéniques

Physiopathologie : dues à l'hypersécrétion digestive (gastrique et bilio-pancréatique).
Rencontrées uniquement dans le syndrome de Zollinger-Ellison.

Diarrhée chronique de malabsorption

Physiopathologie : en rapport avec un trouble de l'absorption intestinale. Les causes de malabsorption peuvent être intraluminales (malabsorptions dites préentérocytaires), pariétales (malabsorptions entérocytaires) ou de transport (malabsorptions postentérocytaires).

Les malabsorptions préentérocytaires

La pullulation microbienne du grêle

Suspectée en présence d'un facteur favorisant, anatomique (sténose partielle du grêle, fistule grêlocolique) ou fonctionnel (hypomotilité due au diabète par exemple). Diagnostic confirmé par un test respiratoire au glucose.
Traitement : étiologique si possible, sinon cures séquentielles et répétées d'antibiotiques (ciprofloxacine et/ou amoxicilline-acide clavulanique).

Autres causes

Pancréatite chronique, cancer du pancréas, cholestase chronique.

Les malabsorptions entérocytaires

La maladie de Crohn

Voir fiche n° 18.

La maladie cœliaque

Voir fiche n° 19.

Les malabsorptions postentérocytaires

La maladie de Whipple

Due à une bactérie : *Tropheryma whippelii.*
Diarrhée chronique +/– associée à des signes extradigestifs (polyadénopathies périphériques, fièvre prolongée, ascite chyleuse, mélanodermie, signes neurologiques, etc.). Diagnostic sur les biopsies duodénales : PCR de *Tropheryma whippelii* positive.

Stratégie diagnostique devant une diarrhée chronique

Les examens complémentaires

Ils sont orientés par les données cliniques, et ne sont pas tous systématiquement effectués.

Examens biologiques

- La stéatorrhée est définie par un débit lipidique fécal supérieur à la normale (> 6 g/24 h).
- Test au rouge carmin (normalement première selle rouge entre 18 et 24 h).
- Le trou osmotique fécal [290 - (Na + K) × 2], si supérieur à 125 mOsm/kg, signe la présence d'un soluté osmotiquement actif dans les selles.
- NFS : recherche d'une anémie micro- ou macrocytaire ou mixte.
- Taux de prothrombine (TP) : recherche d'une hypovitaminose K.
- Ionogramme sanguin (recherche d'une hypokaliémie), calcémie (recherche d'une hypocalcémie) et électrophorèse des protéines sériques (recherche d'une hypoalbuminémie).
- Sérologies, en fonction du contexte : notamment VIH1 et VIH2.
- Les tests dynamiques (D-xylose pour rechercher une malabsorption du grêle proximal) et de Schilling (malabsorption de la vitamine B12) sont désuets et quasiment abandonnées au profit des examens endoscopiques.

Examens endoscopiques

Précèdent actuellement, dans la majorité des cas, les examens biologiques. Lors de la FOGD et de la coloscopie effectuées pour diarrhée chronique, il faut pratiquer systématiquement des biopsies duodénales et coliques étagées (même si muqueuse macroscopiquement normale).

La vidéocapsule endoscopique recherche des anomalies de siège grêlique.

Algorithme diagnostique

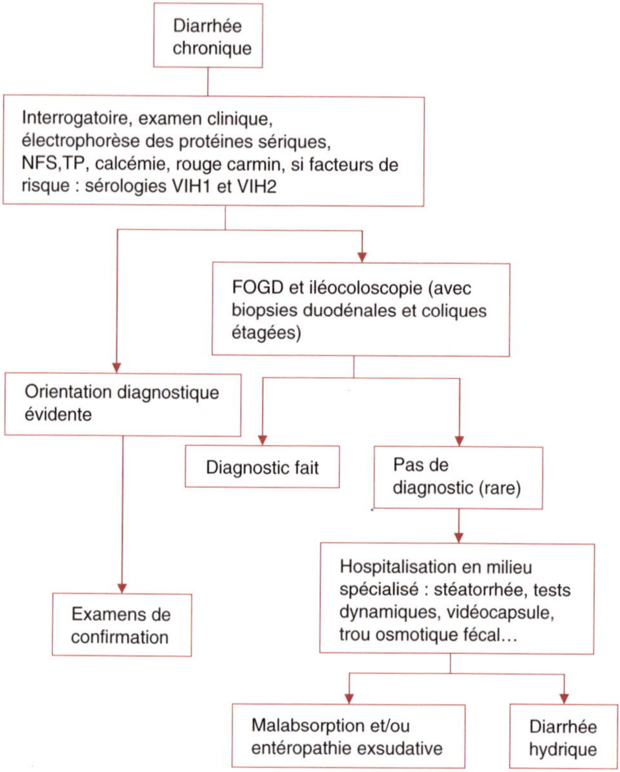

9. Diarrhée aiguë de l'adulte

Définition, épidémiologie

Diarrhée aiguë : émission d'au moins trois selles par jour molles à liquides depuis moins de quatorze jours.
Toxi-infection alimentaire : conjonction d'au moins deux cas de diarrhée aiguë ou de gastro-entérite dans un intervalle de temps limité (moins de quatre jours) et dans des circonstances identiques ou voisines (communauté de logement, de nourriture, de travail), rapportés à une même cause alimentaire ou hydrique.
La diarrhée aiguë est responsable de deux millions de décès annuels dans le monde.
Près de 20 % des voyageurs en pays tropicaux ont une turista.
Près de 90 % des cas de diarrhée aiguë guérissent en moins de trois jours.

Formes cliniques : syndromes cholériformes et dysentériques

	Syndrome cholériforme sécrétoire	Syndrome dysentérique invasive
Physiopathologie	Sécrétion de toxines (entérotoxines)	Sécrétion de cytotoxines
Éléments cliniques	Selles profuses et aqueuses Ni glaires, ni pus, ni sang Fièvre modérée ou absente Peu ou pas de douleurs abdominales	Pus, glaires, sang Fièvre fréquente Selles peu abondantes mais fréquentes Douleurs abdominales
Principaux germes en cause	Vibrion cholérique *E. coli* entérotoxinogène	*E. coli* entéro-invasif *Shigella* *Salmonella* *Campylobacter* *Yersinia* Amibiase

Complications possibles	Possibilité de déshydratation surtout chez l'enfant ou le sujet âgé	Complications sévères possibles : hémorragie digestive, choc septique

Démarche diagnostique

Les signes de gravité d'une diarrhée aiguë

Terrain

Âge : patients âgés ou grabataires (pas de sensation de soif ou impossibilité de la satisfaire de manière autonome).
Immunodépression : hypogammaglobulinémie, chimiothérapie, sida, etc.
Tares viscérales : cirrhose, insuffisance cardiaque, etc.
Prise de médicaments potentiellement toxiques si troubles ioniques (dus à la diarrhée) : lithium, digitaliques, antiarythmiques.

Si diarrhée hydrique abondante

Déshydratation extracellulaire : pli cutané, oligurie, etc.

Si syndrome dysentérique

Attention à la survenue d'un choc septique, d'une colectasie.

Les examens complémentaires

Habituellement aucun examen n'est nécessaire. Dans la meilleure hypothèse, l'agent n'est identifié que dans 40 % des cas.

Biologie

NFS, créatinine, ionogramme sanguin.

Coproculture

Uniquement si :
- diarrhée avec de la fièvre depuis plus de 72 h ;
- diarrhée au retour d'un voyage en pays tropical ;
- diarrhée chez un patient fragile (voir plus haut) ;
- diarrhée postantibiothérapie, syndrome dysentérique ;
- diarrhée dans un contexte épidémique.

Examen parasitologique des selles

Uniquement si :

- syndrome dysentérique;
- diarrhée chez l'immunodéprimé;
- diarrhée au retour d'un voyage en pays tropical.

Rectosigmoïdoscopie

Uniquement si :

- suspicion de colite pseudomembraneuse;
- suspicion de syndrome dysentérique;
- nécessité d'éliminer une autre cause de diarrhée (colite ischémique par exemple).

Algorithme diagnostique, étiologies des diarrhées aiguës

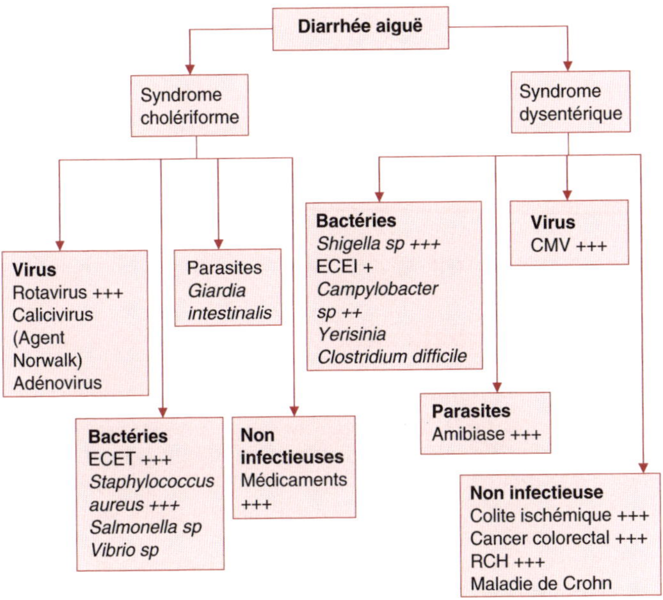

RCH : rectocolite hémorragique

Un cas particulier : la diarrhée aiguë postantibiothérapie

Il existe deux types de diarrhée.

Diarrhée simple

Syndrome cholériforme trois à cinq jours après le début de l'antibiothérapie, d'évolution favorable à l'arrêt de celle-ci.

Diarrhée sévère à *C. difficile* ou colite pseudomembraneuse

Les symptômes apparaissent quatre à dix jours après le début de l'antibiothérapie. Due à *C. difficile* qui provoque un syndrome dysentérique.
Le diagnostic se fait :
- par la coproculture avec recherche de la toxine A et/ou B de *C. difficile* dans les selles; et/ou
- par la rectosigmoïdoscopie (fausses membranes gris jaune adhérentes quasi pathognomoniques).

Traitement : arrêt de l'antibiotique, métronidazole (500 mg trois fois par jour, IV ou *per os* pendant dix jours), ou (mais plus coûteux) vancomycine *per os* (500 mg quatre fois par jour pendant dix jours).

Causes non infectieuses de diarrhée aiguës

- Colite ischémique, dans un contexte évocateur : polyvasculaire, sujet âgé, etc.
- Maladie de Crohn, rectocolite hémorragique (RCH).
- Médicaments : AINS, chimiothérapie, colchicine, sels d'or, digitaliques, parfois signe un surdosage, etc.
- Divers : stress psychologique, intoxication par les champignons, etc.

Prise en charge, traitement

Traitement symptomatique

- Correction des pertes hydroélectrolytiques, si nécessaire recours à une perfusion (formes sévères et/ou vomissements) par solution type OMS (pour 1 L d'eau : 20 g de glucose, 3,5 g de chlorure de sodium [NaCl], 2,5 g de bicarbonate de sodium [$NaHCO_3$], 1,5 g de chlorure de potassium [KCl]).
- Ralentisseurs du transit type lopéramide (une gélule à 2 mg après chaque selle liquide, maximum : huit par jour) en l'absence de syndrome dysentérique.

- Antisécrétoires type acétorphan (contre-indiqué en cas de grossesse et d'allaitement) : 100 mg trois fois par jour.
- Antiseptiques intestinaux : aucun intérêt.

Traitement étiologique

Antibiothérapie uniquement en cas de :
- diarrhée sécrétoire avec un germe identifié nécessitant une antibiothérapie ;
- formes cliniques sévères avec phénomènes invasifs ;
- diarrhée sur un terrain fragile ;
- diarrhée avec syndrome cholériforme sévère et/ou persistant plus de trois jours ;
- diarrhée avec dissémination septique extradigestive.

Cas particuliers

La présence de certains germes (typhoïde, choléra) nécessite un isolement du malade, une désinfection de son linge et une déclaration à la Drass.

10. Hémorragie digestive

Définitions, pièges

Hématémèse : vomissements de sang lors d'efforts de vomissements. À distinguer de :
- un vomissement d'un liquide de stase ;
- un vomissement coloré par les aliments (vin, cerises, etc.) ;
- une hémoptysie (rejet de sang rouge rutilant, aéré, sans aliments, lors d'efforts de toux).

Méléna : émission de sang noir par l'anus.
Rectorragies : émission de sang rouge par l'anus.
Les rectorragies ne témoignent pas absolument de l'origine rectale de l'hémorragie : toute hémorragie abondante peut s'extérioriser sous la forme de rectorragies (ulcère gastrique, par exemple).
Le volume de sang extériorisé n'est pas un témoin fiable de la gravité de l'hémorragie.

Conduite à tenir et mesures de réanimation

Il s'agit habituellement d'une urgence diagnostique et thérapeutique (voir « Conduite à tenir IDE » en fin de fiche).

Hémorragies digestives hautes (HDH)

Étiologies

Les principales causes sont :
- ulcères gastroduodénaux (40 %) ;
- varices œsogastriques (20 %) ;
- œsophagites (10 %) ;
- syndrome de Mallory-Weiss (déchirure longitudinale de l'œsophage lors d'efforts répétés de vomissements) (10 %) ;
- autres : angiodysplasies, tumeurs de l'œsophage ou de l'estomac, etc. (20 %).

HDH chez le cirrhotique

Épidémiologie, particularités

Dans presque 70 % des cas, l'HDH résulte d'une rupture de varice, surtout œsophagienne (VO), plus rarement gastrique.

Dans 10 % des cas, l'HDH est due à une gastropathie d'hypertension portale (HTP) et dans 20 % des cas à un ulcère, un syndrome de Mallory-Weiss, etc.
La mortalité du premier épisode de rupture de VO est de 30 %.

Particularités du traitement de l'HDH par rupture de VO

- Correction de l'hypovolémie par un remplissage vasculaire *a minima* (lors de la correction de l'hypovolémie, la pression portale augmente plus vite que la volémie, ce qui augmente le risque de récidive hémorragique) pour maintenir une TA autour de 80 mmHg. Le *Ringer lactate* est contre-indiqué en cas d'insuffisance hépatique.
- Transfusion avec comme objectif un taux d'hématocrite entre 25 et 35 %.
- Administration d'agents vasoactifs (terlipressine, somatostatine) le plus précocement possible (en préhospitalier).
- Antibioprophylaxie (qui diminue les infections) : norfloxacine 400 mg deux fois par jour, pour sept jours.
- Prévention de l'encéphalopathie hépatique : lactulose.
- Éviter : sonde urinaire, voie centrale, médicaments néphrotoxiques.

☛ *Apport de la fibroscopie œso-gastro-duodénale (FOGD) en cas de rupture de VO*

- Diagnostic des VO, grade de VO.
- Traitement : idéalement par ligature des VO.

Les autres traitements plus rarement utiles

- Le *transjugular intrahepatic portosystemic shunt* (TIPS) : à envisager après échec de deux traitements endoscopiques.
- La sonde de Blackmore : réservée aux échecs des traitements médicaux et aux hémorragies cataclysmiques pour les contrôler avant de réaliser un traitement plus radical.
- La chirurgie : si hémorragie réfractaire.

Prévention de la récidive hémorragique

- Bêtabloquants non cardiosélectifs (propranolol, propranolol retard, nadolol).
- Éradication des VO par séances répétées de ligature.

Prévention de la première hémorragie

- Bêtabloquants non cardiosélectifs aux mêmes doses qu'en prophylaxie secondaire.
- Si contre-indication aux bêtabloquants : éradication des VO par ligatures répétées.

HDH d'origine ulcéreuse

Épidémiologie, particularités

C'est la principale cause d'HDH en France, la consommation d'aspirine ou d'AINS est en cause dans 50 % des cas.

Pronostic

Le pronostic est fonction des données cliniques (âge, présence d'un choc, comorbidités) et endoscopiques (classification de Forrest).

Intérêt de la classification de Forrest

Type	Prévalence	Traitement endoscopique	Mortalité
Ia : saignement actif en jet	9 %	Oui	10 %
Ib : saignement actif en nappe	9 %	Oui	10 %
IIa : vaisseau visible non hémorragique	10 %	Oui	10 %
IIb : caillot adhérent	17 %	Oui	7 %
IIc : dépôts pigmentés	20 %	Non	2 %
III : fond propre	35 %	Non	1 %

Traitement spécifique

Traitement par inhibiteurs de la pompe à protons (IPP) à fortes doses (oméprazole 80 mg bolus puis 8 mg/h IVSE sur 72 h) dès la suspicion diagnostique.

Traitement endoscopique pour les ulcères Forrest Ia, Ib, IIa, IIb. Le meilleur traitement endoscopique est celui qui associe deux des trois méthodes d'hémostase décrites ci-dessous.

☛ *Méthodes d'hémostase endoscopique des ulcères hémorragiques*

- Injection d'adrénaline au 1/10 000 en périulcéreux et dans l'ulcère.
- Méthodes thermiques : électrocoagulation au plasma d'argon, sonde bipolaire.
- Méthode mécanique : mise en place d'un clip.

Le traitement chirurgical est rarement nécessaire, indiqué notamment en cas de récidive hémorragique après un deuxième traitement endoscopique, ou d'un échec immédiat du traitement endoscopique (hémorragie non contrôlée et importante, hémorragie massive inaccessible au traitement endoscopique).

Hémorragie digestive basse (HDB)

Par définition : saignement d'une lésion située en aval de l'angle de Treitz, au niveau du grêle, du côlon, du rectum ou de l'anus.

Étiologies les plus fréquentes et leur traitement

Maladie	Fréquence	Particularités	Traitement
Hémorroïdes	+++	HDB exceptionnellement grave. Cause la plus fréquente de rectorragies	Fonction du prolapsus associé et de l'abondance de l'HDB : ligature, chirurgie ou régularisation du transit seule
Diverticulose colique	+++	HDB cesse spontanément dans 90 % des cas	En période hémorragique : si possible traitement endoscopique. Sinon : colectomie segmentaire
Cancer et polypes coliques	++	HDB rarement abondante	Cancer : chirurgie Polype : polypectomie endoscopique

Maladie	Fréquence	Particularités	Traitement
Colite ischémique	++	De plus en plus fréquente (population âgée)	Fonction de la gravité. Si colite gangreneuse : colectomie. Si non gangreneuse : surveillance et traitement de la cause
Angiodysplasies	++	Majoritairement dans le cæcum. HDB cesse spontanément dans 90 % des cas. Rechercher un rétrécissement aortique	Meilleur traitement : endoscopie (électro-coagulation au plasma d'argon). Sinon : colectomie
Rectite radique	+	Postradiothérapie précoce ou à distance (plusieurs années)	Endoscopique : électro-coagulation au plasma d'argon
Diverticule de Meckel	+	HDB chez l'enfant. Diagnostic par scintigraphie au pertechnétate de technétium, ou vidéocapsule	Résection chirurgicale

Algorithme devant une HDB abondante

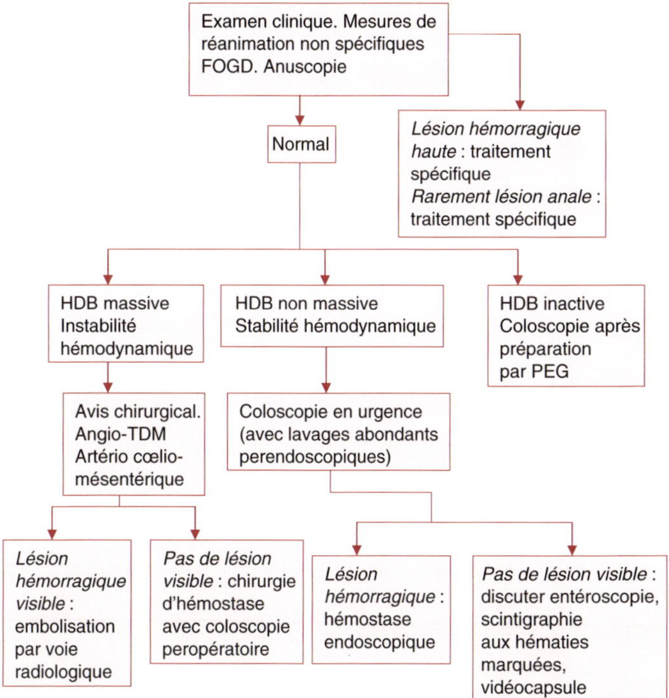

PEG : polyoxyéthylène-glycol
FOGD : fibroscopie œso-gastro-duodénale

Conduite à tenir IDE

- Appréciation de l'abondance de l'hémorragie : tolérance clinique (pâleur, soif, tension artérielle [TA], pouls) et biologique (hémogramme).
- Hospitalisation.
- Évaluation du terrain et des comorbidités (âge, insuffisance respiratoire, cardiaque, coronaropathie, cirrhose, etc.).
- Mise en place de deux voies veineuses périphériques de bon calibre. Oxygénothérapie nasale.
- Prélèvements :
  - NFS, plaquettes,
  - taux de prothrombine (TP),
  - temps de céphaline activée (TCA),
  - groupe Rhésus, recherche des agglutinines irrégulières (RAI),
  - ionogramme, urée, créatinine.
- Remplissage avec des solutés macromoléculaires en fonction du retentissement hémodynamique. Transfusion de culots globulaires en fonction du terrain et du taux d'hémoglobine.
- Surveillance clinique :
  - pouls,
  - TA,
  - fréquence respiratoire,
  - conscience,
  - diurèse,
  - nombre de solutés macromoléculaires et/ou de culots et/ou de drogues vasoactives pour maintenir une tension stable.
- Surveillance biologique :
  - hémoglobine,
  - hématocrite.

11. Constipation chez l'adulte

Physiopathologie, définitions

Le temps de transit colique normal est de 40 à 60 h.
La définition de la constipation tient compte de deux éléments :
- le temps de défécation;
- la facilité de défécation.

Cela fait distinguer les constipations par troubles de l'évacuation, et celles par troubles de la progression.
La constipation de progression se définit par un nombre de défécations inférieur ou égal à trois par semaine.
La constipation d'exonération (ou terminale ou dyschésie) se définit par une sensation d'obstacle lors de l'exonération.

Diagnostic

Orientation diagnostique

Interrogatoire

Antécédents médicaux, chirurgicaux, gynécologiques (épisiotomie, hystérectomie, etc.).
Mode de vie : habitudes alimentaires (fibres, fruits, boissons, etc.), activité physique.
Prise de médicaments (nom, posologie, etc.).
Conditions de survenue : date, facteurs d'aggravation ou d'amélioration, apparition progressive ou non, au décours d'une intervention chirurgicale sur le côlon.
Caractéristiques de l'exonération : rythme, douleurs, alternance diarrhée-constipation, etc.
Signes associés : amaigrissement, fièvre, pâleur, asthénie, rectorragies, etc.

Examen clinique

Masses abdominales (colique).
Toucher rectal : estimation de la tonicité du sphincter anal, de la sangle puborectale, d'une contraction paradoxale du sphincter lors de la poussée (anisme), présence de matières dans l'ampoule rectale (qui est normalement vide).

Examen de l'ensemble du périnée : prolapsus rectal, rectocèle, cystocèle.
Signes d'hypothyroïdie (visage bouffi, aspect cutané, etc.).

À la fin de l'examen clinique : l'orientation vers le type de constipation

	Constipation terminale	Constipation de progression
Fréquence des selles	< 3 par semaine	Normale
Dyschésie	Oui	Non
Signes urinaires associés	Parfois	Non

La dyschésie se définit par le besoin d'aller à la selle et/ou des difficultés d'évacuation (parfois efforts de poussées intenses et répétés) et/ou une sensation de plénitude rectale.

Piège

La fausse diarrhée des constipés, qui est la conséquence de la sécrétion liquidienne en amont de la stase des matières qui stagnent dans le sigmoïde. Les caractéristiques sont variables : habituellement selles pâteuses ou liquides précédées de l'émission d'une selle « faisant bouchon ».

Examens complémentaires

Ils sont fonction du diagnostic étiologique suspecté.
Coloscopie : quasi systématique après l'âge de 45 ans.
Manométrie anorectale : étudie l'activité sphinctérienne de repos et volontaire, la sensibilité rectale, le réflexe rectoanal inhibiteur, le réflexe rectoanal excitateur. Indiqué surtout en cas d'anisme et de maladie de Hirschsprung (absence de réflexe rectoanal inhibiteur).
Défécographie : visualise de manière dynamique la défécation. Indiqué dans les troubles de la statique pelvienne.
Temps de transit colique : après ingestion des marqueurs radio-opaques, un comptage est fait sur un abdomen sans préparation (ASP), en divisant l'abdomen en trois régions à l'aide d'une ligne verticale passant sur la ligne des épineuses jusqu'à L5, et de deux lignes reliant L5 aux épines sacrées. En fonction de la répartition des marqueurs, il est possible de différencier la constipation de progression (stagnation dans le côlon droit et le côlon transverse) et la constipation terminale (stagnation des marqueurs dans le rectosigmoïde). Les indications sont rares, surtout limitées au doute sur la réalité de la constipation.

Étiologies

Diagnostics faits facilement ou avec les examens simples

Causes occasionnelles : voyage, alitement, grossesse.
Causes hygiéno-diététiques : absence d'activité physique, déficit en fibres alimentaires.
Causes digestives : tumeurs, séquelles chirurgicales, fissure anale, anisme.
Causes neurologiques : maladie de Parkinson, démence, sclérose en plaques.
Causes psychiatriques : psychose, névrose, dépression.
Causes médicamenteuses : opiacés, anticonvulsivants, antiparkinsoniens, bêtabloquants, diurétiques, anticholinergiques, sels de fer, etc.
Causes endocriniennes : hypothyroïdie.
Causes métaboliques : hypercalcémie, hypokaliémie.

Diagnostics plus difficiles, nécessitant des explorations supplémentaires

Causes digestives : maladie de Hirschsprung (exceptionnelle chez l'adulte), troubles de la statique rectale.
Causes neurologiques : dysautonomie (diabète, amylose), lésions de la queue-de-cheval.
Causes médicamenteuses : laxatifs irritants.
Causes endocriniennes : panhypopituitarisme, phéochromocytome.

Traitement

Constipation terminale

Anisme : rééducation par biofeedback.
Troubles de la perception rectale : suppositoires déclenchant le réflexe exonérateur anorectal (type glycérine ou à dégagement gazeux comme l'*Eductyl*).
Fécalome : lavements évacuateurs, parfois extraction au doigt.
Rectocèle : habituellement chirurgie (rectopexie).

Constipation de progression

En premier lieu, respecter quelques règles hygiéno-diététiques simples.

Principales règles hygiéno-diététiques dans le traitement d'une constipation

- Boissons quotidiennes abondantes (eau et jus de fruit).
- Augmentation des apports (30 g/j) en fibres alimentaires.

- Pratique d'une activité physique régulière (renforcer la sangle abdominale).
- Respecter le besoin défécatoire.
- Instaurer un horaire régulier de défécation (matin ou après les repas).
- Ne pas faire d'efforts de poussées prolongés ou intenses.

En cas d'échec : traitement avec des laxatifs

Indications des laxatifs

	Mode d'action	Indication préférentielle Précautions
Laxatifs de lest	Mucilages	En première intention dans les constipations modérées Augmenter la posologie progressivement (risque de ballonnements)
Laxatifs lubrifiants	À base d'huile de paraffine	Effets secondaires possibles à type de suintement anal Ne pas les prendre au coucher (risque d'inhalation nocturne avec fibrose pulmonaire au long cours)
Laxatifs osmotiques	Disaccharides de synthèse (lactulose) PEG	En première ou deuxième intention ou de manière occasionnelle
Laxatifs irritants	À base de glucosides anthracéniques contenus dans les plantes (aloès, séné). Ils provoquent des mouvements moteurs du côlon	Indiqués dans les constipations sévères. En cas de prise régulière peuvent conduire à une maladie des laxatifs
Suppositoires Lavements	Stimulation de l'exonération par dégagement gazeux ou induction du besoin défécatoire	Indiqué surtout chez les patients ayant une dyschésie

12. Reflux gastro-œsophagien de l'adulte

Définition

Le reflux gastro-œsophagien (RGO) se définit comme le passage intermittent du contenu gastrique dans l'œsophage. Il est physiologique en période postprandiale. Il est pathologique si responsable de symptômes ou de complications.

Diagnostic

Circonstances du diagnostic

Pyrosis : douleur à type de brûlures rétrosternales, débutant dans la région épigastrique, avec un trajet ascendant rétrosternal, déclenchée préférentiellement par l'antéflexion, réveillant le malade la nuit.
Régurgitations alimentaires ou acides : impression d'arrivée de liquide acide dans la bouche.
Manifestations extradigestives : toux, enrouement, otalgies, paresthésies pharyngées inexpliquées, infections pulmonaires à répétition, asthme, douleurs thoraciques pseudo-angineuses, etc.
Dysphagie : faisant suspecter une complication (sténose peptique, cancer, etc.).

Moyens du diagnostic

Objectif des examens complémentaires

Il est d'affirmer (si nécessaire, en cas de doute) le diagnostic de RGO, d'apprécier la gravité d'une éventuelle œsophagite, d'écarter certains diagnostics différentiels (par exemple ulcère gastroduodénal).

Fibroscopie œso-gastro-duodénale (FOGD)

Indiquée uniquement si l'une des conditions suivantes est présente :
- signes d'alarme (dysphagie, amaigrissement, hémorragie, anémie);
- sujet de plus de 50 ans (risque plus élevé de cancer et d'œsophagite sévère);
- symptômes résistant à un traitement par inhibiteurs de la pompe à protons (IPP);

- consommation excessive d'alcool et/ou de tabac (dépistage du cancer épidermoïde de l'œsophage).

La FOGD classe les lésions en fonction de leur sévérité.

Classification de Savary-Miller des œsophagites

Grade 1	Une ou plusieurs érosions non confluentes
Grade 2	Érosions confluentes mais non circonférentielles
Grade 3	Érosions confluentes circonférentielles
Grade 4	Sténose peptique, ulcère œsophagien

PH-métrie

Elle est systématiquement effectuée sur 24 h. Elle mesure surtout la fréquence et la durée des chutes de pH en dessous de 4 dans l'œsophage (pH normal > 6).

Indiquée en cas de :

- symptomatologie extradigestive du RGO (lorsque le lien entre RGO et les signes extradigestifs n'est pas certain);
- résistance à un traitement par IPP;
- chirurgie antireflux (si diagnostic de RGO non certain).

Transit œso-gastro-duodénal (TOGD)

Le TOGD est indiqué uniquement en cas de sténose peptique non franchissable par la fibroscopie.

Traitement initial

Mesures hygiéno-diététiques, médicaments

La seule méthode hygiéno-diététique ayant une efficacité – modeste – est la surélévation de la tête du lit à 45°.

Les alginates (*Gaviscon*, *Algicon*) sont pris à la demande au moment des douleurs. Ils ne font pas régresser les lésions d'œsophagite. Leur indication est le rapide soulagement d'un pyrosis au cours d'un RGO non compliqué d'œsophagite.

Les anti-H2 peuvent être utilisés en cas d'œsophagite grade 1 ou 2. En cas d'œsophagite grade 3 ou 4 (sévère), seuls les IPP sont efficaces.

Traitement chirurgical

En raison de l'efficacité quasi constante des IPP, il n'est pratiquement jamais envisagé. Il consiste à créer une valve (à partir de la paroi de la grosse tubérosité) qui va manchonner l'œsophage abdominal, et à abaisser et fixer le cardia dans l'abdomen (pour que l'œsophage subisse la pression positive abdominale).

Les indications sont précises et trois conditions doivent être réunies :

- sujet à faible risque opératoire;
- ayant un RGO typique invalidant;
- ne pouvant être sevré d'un traitement d'entretien.

13. Cancer de l'œsophage

Épidémiologie, facteurs de risque, physiopathologie

En France : 5 200 nouveaux cas par an (4 300 hommes, 900 femmes).
Incidence élevée en Bretagne et Normandie (30/100 000 habitants), alors qu'elle est de 10/100 000 en moyenne.
Deux types de cancers, avec des pronostics différents : le carcinome épidermoïde (70 % des cas) et l'adénocarcinome (30 % des cas).
Le carcinome épidermoïde fait partie des cancers des voies aéro-digestives supérieures. Il est associé dans 17 % des cas un cancer ORL et/ou pulmonaire synchrone. Le facteur de risque est l'intoxication alcoolo-tabagique.
L'adénocarcinome : le seul facteur de risque est l'endobrachyœsophage (EBO).

Pronostic

La survie globale tous stades confondus est de 10 % à cinq ans.
Si la chirurgie est possible, la survie à cinq ans est de 25 %.
La médiane de survie après un traitement palliatif est de quatorze mois.
Le facteur pronostique principal est la diffusion locale, régionale et métastatique, exprimée par le stade TNM.

Circonstances de diagnostic du cancer de l'œsophage

Il s'agit surtout de la dysphagie progressive aux solides, puis aux liquides.
Plus rarement : hémorragie digestive (surtout anémie ferriprive), altération de l'état général, ou encore (trop rarement) lors d'un dépistage chez les patients atteints de cancers ORL ou pulmonaires…

L'endobrachyœsophage (EBO)

Il s'agit d'une pathologie acquise liée au reflux gastro-œsophagien (RGO) (mode de réparation anormal des lésions de la muqueuse irritée par le RGO).
L'EBO est caractérisé sur le plan endoscopique par le remplacement de la muqueuse malpighienne normale (rose grisée) de l'extrémité distale de l'œsophage, par une muqueuse glandulaire (rouge).

En histologie : remplacement de la muqueuse malpighienne par une muqueuse de type intestinale.
Le risque majeur est la transformation en adénocarcinome selon la séquence : métaplasie, dysplasie de bas grade, dysplasie de haut grade (adénocarcinome). Ce risque d'évolution progressive vers le cancer explique la surveillance à instaurer pour dépister, au plus tôt et au stade le plus précoce possible, le cancer.

Modalité de surveillance des EBO

Absence de dysplasie

Fibroscopie œso-gastro-duodénale (FOGD) avec biopsies :
- tous les deux ans si EBO long (> 3 cm);
- tous les trois ans si EBO court (< 3 cm).

Dysplasie de bas grade

FOGD et biopsies tous les six mois.

Bilan préthérapeutique

Le bilan d'extension a pour objectif de rechercher les critères de non-opérabilité. Ces critères sont :
- l'existence de métastases ganglionnaires sus-claviculaires et/ou cœliaques;
- l'existence de métastases viscérales (foie, poumon, os) ou ganglionnaires à distance;
- l'envahissement d'un organe de voisinage (péricarde);
- les contre-indications anesthésiques.

À l'issue du bilan d'extension : plus de 50 % des patients ont une maladie métastatique ou non résécables.

Bilan d'extension

- FOGD avec biopsies (répéter si négatives) et mesure des distances par rapport aux arcades dentaires.
- TDM abdominale.
- TDM thoracique.
- Fibroscopie trachéo-bronchique.
- Examen ORL pour noter une paralysie récurrentielle (contre-indiquant la chirurgie) et un cancer synchrone.

Bilan d'extension si absence de métastases sur les examens précédents

- Échoendoscopie.
- Panendoscopie ORL.
- Scintigraphie osseuse, TDM cérébrale si point d'appel.

Bilan d'opérabilité

- Classification OMS de l'état général.
- État nutritionnel (pourcentage d'amaigrissement, protidémie, albumine sérique).
- Examen fonctionnel respiratoire (EFR), gaz du sang.
- ECG, écho-cœur.
- Classification ASA.

En cours d'évaluation

Tomographie à émission de positron (PET)-FDG : examen le plus sensible pour dépister des métastases.

Traitement

La chirurgie est uniquement pratiquée à visée curative et n'a aucune indication à visée palliative.
Le choix de la stratégie est discuté en réunion multidisciplinaire.
Pour les malades potentiellement curables : soit chirurgie soit radiochimiothérapie (à base de fluoro-uracile [5-FU] et de cisplatine).
Pour les malades ne pouvant pas bénéficier d'un traitement curatif : soit chimiothérapie seule, soit radio-chimiothérapie, soit mise en place d'une prothèse œsophagienne. Le meilleur traitement palliatif de la dysphagie est la mise en place d'une prothèse œsophagienne par voie endoscopique.

Surveillance

Sevrage alcoolique et tabagique.
Après traitement curatif : la surveillance a pour but de rechercher, surtout à un stade précoce, de nouvelles localisations ORL ou bronchiques d'un cancer épidémiologiquement associé (lié à l'intoxication alcoolo-tabagique) :

- examen ORL, radiographie de thorax annuelle;
- examen clinique tous les trois mois pendant trois ans;
- en fonction des symptômes : FOGD…

14. Œsophagite caustique de l'adulte

Définitions, les différents types de caustiques

Un caustique est un produit chimique qui est capable de détruire les tissus au niveau de son lieu d'application.
Il existe trois grandes classes de caustiques : acides, bases, oxydants.

Les grandes classes de caustiques

Caustique	Pathogénie	Siège des lésions
Acides : acide chlorhydrique, acide acétique, acide sulfurique	Dénaturation des protéines avec nécrose de coagulation superficielle ou peu profonde	Produits fluides, avec donc des lésions prédominant dans l'estomac
Bases : soude caustique, ammoniaque, potasse	Hydrolyse des lipides avec nécrose de liquéfaction	Produits peu fluides, avec prédominance œsophagienne des lésions
Oxydants : eau de Javel, permanganate de potassium	Dénaturation des protéines	Œsophage et estomac potentiellement touchés

Sévérité des lésions

La sévérité des lésions est fonction :
- de la nature du produit ingéré ;
- de la quantité ingérée ;
- de la forme (liquide, solide, viscosité) ;
- de la durée de contact avec la muqueuse.

Éléments cliniques

Interrogatoire : ingestion accidentelle ou volontaire, nature du produit ingéré, quantité de produit ingérée, heure de l'ingestion, médicaments ou boissons (par exemple alcool) ingérés en même temps. Essayer de retrouver le récipient qui contenait le caustique (avec l'aide de la famille, des pompiers...).

L'examen clinique sera répété et consigné.

Organe examiné	Signes recherchés
Abdomen	Défense, contracture, épanchement intrapéritonéal, pneumopéritoine
Thorax	Pneumothorax, pleurésie, emphysème cervical sous-cutané
Général	Tension artérielle (TA), fréquence cardiaque, saturation en oxygène, température, fréquence respiratoire

Traitement médico-chirurgical

Les formes bénignes : surveillance en milieu hospitalier. Reprise de l'alimentation rapide.

Les formes graves : habituellement chirurgie avec œsophagectomie et/ou gastrectomie.

Les formes intermédiaires : nutrition parentérale totale durant trois semaines avec contrôles endoscopiques réguliers. En fonction de l'évolution : soit reprise de l'alimentation et sortie, soit chirurgie.

Conduite à tenir IDE

Traitement en urgence

- Position semi-assise (pour prévenir les régurgitations et les inhalations).
- À jeun.
- *Gestes interdits* : interdiction de prise d'eau, de lait, de produits dits « neutralisants » du caustique, de lavage gastrique, de vomissements provoqués.
- Mise en place d'une voie veineuse périphérique. Parfois nécessité de voie veineuse centrale (dans ce cas au mieux voie jugulaire interne droite).
- Oxygénothérapie nasale.
- Prélèvement d'un bilan préopératoire.
- ECG.
- Prévoir des examens radiologiques : au minimum radiographie de thorax de face.
- Prévoir éventuellement la nécessité d'une corticothérapie IV si œdème laryngé.
- Prévenir le gastro-entérologue et le médecin de garde.

Un transfert dans un centre spécialisé multidisciplinaire (gastro-entérologues endoscopistes, chirurgiens viscéraux, pneumologues, ORL, réanimateurs chirurgicaux) pourra alors être discuté. En l'absence de signes de gravité et en l'absence de complication immédiate, réalisation d'une fibroscopie œso-gastro-duodénale (FOGD), qui évaluera la gravité de l'œsophagite (profondeur et étendue des lésions).

15. Ulcère gastrique et duodénal

Physiopathologie

L'infection à *H. pylori*

L'infection par *H. pylori* touche plus de 50 % de la population dans le monde. Dans les pays développés, la prévalence de l'infection est de 22 % à l'âge de 20 ans, 65 % à l'âge de 60 ans. L'homme est le seul réservoir du germe. La transmission se fait par les selles ou la salive d'un sujet infecté. La contamination a presque toujours lieu avant l'âge de 5 ans.

Les anti-inflammatoires non stéroïdiens (AINS) et l'aspirine

Leur action passe par une diminution du flux sanguin muqueux, par diminution de la production de prostaglandines (qui ont une action vasodilatatrice).
La prise d'AINS multiplie le risque d'ulcère symptomatique ou d'ulcère compliqué d'hémorragie digestive par 4 par rapport à une population témoin.

Diagnostic

Circonstances du diagnostic

Le diagnostic est porté lors d'une fibroscopie œso-gastro-duodénale (FOGD) pratiquée pour :

- des douleurs épigastriques de type ulcéreux (notées dans seulement 1/3 des cas) : épigastralgies quotidiennes, à type de crampes ou de brûlures, à distance des repas, possiblement avec des irradiations dorsales, parfois soulagées par les repas et/ou les antiacides, évoluant par périodes de rémission;
- des douleurs atypiques, type dyspepsie haute, inconfort abdominal postprandial;
- des complications : hémorragie (hématémèse, méléna), anémie ferriprive, sténose antropylorique, perforation.

Moyens du diagnostic

La fibroscopie œso-gastro-duodénale (FOGD) est l'examen clef

Apports de la FOGD dans la pathologie ulcéreuse

Apports	Ce qu'elle montre
Diagnostique	Montre l'ulcère sous la forme d'une perte de substance de taille variable, de contours plus ou moins réguliers Localise son siège Permet les biopsies en cas d'ulcère gastrique pour éliminer le diagnostic de cancer de l'estomac. Pas de nécessité de biopsies en cas d'ulcère duodénal
Pronostique	En cas d'hémorragie, décrit le type d'hémorragie (en jet, en nappe, avec un caillot adhérent, etc.), chaque type ayant un pronostic différent
Thérapeutique	En cas d'hémorragie, possibilité de traitement endoscopique (clip, sclérose, électrocoagulation)

Diagnostic d'infection à *H. pylori*

Les différentes méthodes pour diagnostiquer une infection à *H. pylori*

Méthode	Principes	Avantages Inconvénients Indications préférentielles
Histologie	Biopsies lors d'une FOGD	Examen de référence lors du premier diagnostic. Permet aussi le diagnostic de gastrite
Test à l'uréase	Transformation de l'urée en ammoniac et CO_2 par l'uréase de *H. pylori*	Rapide. Mais nécessité de biopsies
Culture	Biopsies puis culture	Chère. Uniquement sur biopsies. Permet l'antibiogramme. Uniquement indiquée en cas d'échec de l'éradication de *H. pylori*
Test respiratoire au C_{13}	Élimination du CO marqué par le C_{13}	Examen de référence pour le contrôle de l'éradication. Non invasif. Mais accessibilité limitée

pathologies

Traitement

Traitement pour les ulcères en rapport avec une infection à *H. pylori*

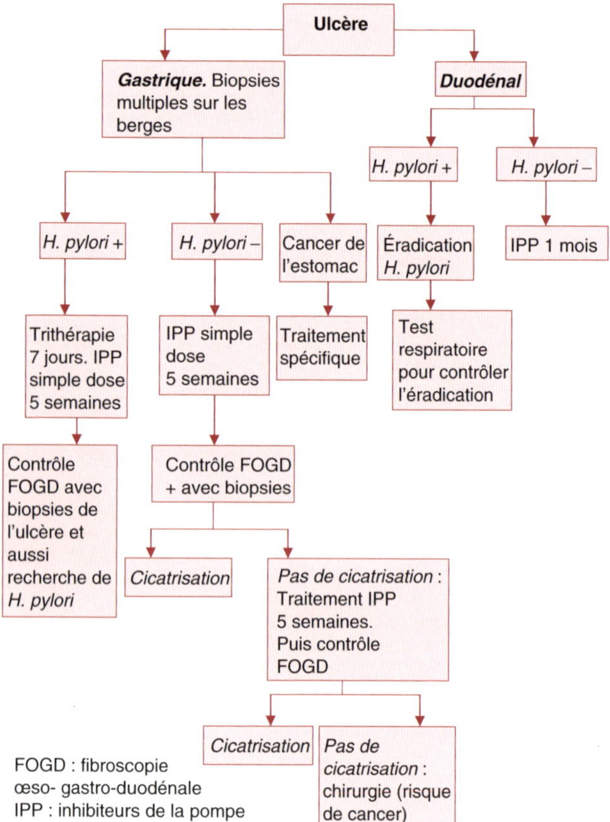

FOGD : fibroscopie œso- gastro-duodénale
IPP : inhibiteurs de la pompe à protons

L'éradication de *H. pylori* peut être obtenue selon deux schémas :

- soit sept jours de la trithérapie : inhibiteurs de la pompe à protons (IPP) double dose, amoxicilline 2 g/j, clarithromycine 1 g/j. Ce schéma est utilisé en première intention en France;

- soit sept jours de la trithérapie IPP double dose, métronidazole 1 g/j, clarithromycine 1 g/j. Surtout utilisé si allergie aux bêtalactamines.

L'éradication est obtenue dans 70 % des cas. Les causes d'échec sont la non-observance et les résistances aux antibiotiques.

Les indications de la chirurgie sont de plus en plus rares : ulcère gastrique résistant au traitement médical, complications (perforation, hémorragie avec échec du traitement endoscopique, etc.).

Traitement des ulcères liés aux AINS

En présence de facteurs de risque, prescrire des IPP en association aux AINS ou préférer les coxibs.

Chez un patient sous AINS, en cas d'ulcère gastrique et/ou duodénal ou de complication ulcéreuse, la recherche de *H. pylori* – et si elle est positive, son éradication – sont indiquées.

En prévention, chez les patients traités – ou devant l'être – par des AINS, et s'il existe des antécédents d'ulcère gastroduodénal ou de complications ulcéreuses, la recherche et l'éradication systématique de *H. pylori* sont indiquées.

Complications

Hémorragie digestive

Voir fiche n° 10.

Perforation

Voir fiche n° 33. Il s'agit d'une urgence médico-chirurgicale. Traitement chirurgical (idéalement sous cœlioscopie) : suture pour l'ulcère du bulbe, excision de l'ulcère si ulcère gastrique. La méthode dite de Taylor est quasiment abandonnée.

Sténose du pylore

Tableau de vomissements chroniques. Traitement par IPP double dose prolongé. Parfois nécessité d'un traitement endoscopique (dilatation pneumatique), rarement chirurgie.

16. Gastrites

Définition

La gastrite a une définition histologique : atteinte inflammatoire associant à divers degrés lésions de l'épithélium et du chorion.

Circonstances du diagnostic

- Le plus souvent découverte fortuite lors d'une endoscopie pratiquée pour d'autres raisons (douleurs atypiques par exemple).
- Ulcère gastroduodénal.

La gastrite aiguë à *H. pylori*

Rare chez l'adulte.

Se révèle souvent par des douleurs abdominales intenses après ingestion d'un matériel souillé. Aux biopsies : infiltration majeure à polynucléaires neutrophiles et présence de nombreux *H. pylori* entre les cellules épithéliales et dans le mucus. En l'absence de traitement, évolution systématique en gastrite chronique.

Les gastrites chroniques

Gastrite de type A (auto-immune)

Localisée habituellement au fundus.

Peut conduire dans 20 % des cas à une malabsorption de la vitamine B12 (maladie de Biermer).

Traitement : injection mensuelle de 1 000 gamma (1 mg) de vitamine B12.

Gastrite de type B

Due à une infection par *H. pylori*.

Traitement : les recommandations françaises préconisent de ne pas traiter les gastrites chroniques à *H. pylori*. Cependant, les consensus d'experts européens, devant la lésion prénéoplasique que constitue la métaplasie intestinale, recommandent l'éradication de *H. pylori*.

17. Cancer de l'estomac

Épidémiologie, facteurs favorisants, facteurs de risque

Incidence variable selon les pays. En France : 10/100 000 habitants. En Chine, au Japon et en Amérique du Sud : 70/100 000 habitants.
Âge moyen au diagnostic : 65 ans.

Facteurs de risque et favorisants de l'adénocarcinome gastrique

Facteurs de risque

- Infection par *H. pylori* (un cancer touche 3 % des patients *H. pylori* +). Risque relatif : 4.
- Consommation excessive de sel.
- Syndrome HNPCC.
- Spécificité génétique de l'hôte.

Facteurs favorisants

- Maladie de Biermer. Risque relatif : 2.
- Maladie de Ménétrier.
- Moignon de gastrectomie.
- Polype adénomateux.

Facteurs protecteurs

Consommation de fruits, antioxydants, vitamine C.

Anatomopathologie

Il existe trois principaux types d'adénocarcinome gastrique :
- adénocarcinome invasif ;
- cancer superficiel (qui ne dépasse pas la sous-muqueuse) ;
- linite plastique : adénocarcinome à cellules indépendantes au sein d'un stroma fibreux avec infiltration massive de toute la paroi (rendant la lumière étroite et rigide).

Pronostic

Tous stades confondus : 20 % à cinq ans (40 % si la chirurgie a été possible).
Éléments pronostiques principaux : stade TNM, type tumoral (pronostic catastrophique des linites plastiques).

Près de 40 % des cancers de l'estomac pourront bénéficier d'une chirurgie.

Circonstances de diagnostic

- Syndrome ulcéreux. Dyspepsie.
- Vomissements, notamment en cas de sténose du pylore.
- Palpation d'une masse tumorale gastrique dure mal limitée, parfois sensible.
- Hémorragie digestive (hématémèse, méléna, anémie ferriprive).
- Dans le suivi d'une maladie de Biermer, d'un moignon de gastrectomie, d'une maladie de Ménétrier, etc.
- Altération de l'état général.
- Syndrome paranéoplasique (phlébite, acanthosis nigricans, etc.). En cas d'acanthosis nigricans, un cancer gastrique est retrouvé dans 30 % des cas.
- Masse ovarienne (tumeur dite alors de Krukenberg).

Bilan préthérapeutique

Bilan d'extension

Fibroscopie œso-gastro-duodénale (FOGD)

- Biopsies multiples.
- Siège de la tumeur.
- Distance par rapport aux arcades dentaires et au cardia.

Échoendoscopie

Nécessaire uniquement en cas de tumeur superficielle (pour envisager une mucosectomie), ou pour aider au diagnostic de linite.

Cœlioscopie exploratrice

En cas de grosse tumeur ayant une extirpabilité douteuse.

TDM thoraco-abdomino-pelvienne

Recherche de l'extension dans la paroi, d'adénopathies, de métastases hépatiques et/ou pulmonaires, de carcinose péritonéale.

Bilan d'opérabilité

- Âge physiologique.
- Bilan préanesthésique.
- Statut OMS.

- État nutritionnel (pourcentage d'amaigrissement, protidémie, albuminémie).
- Si splénectomie possible : vaccination antipneumococcique et antiméningococcique A + C préopératoire.
- Obésité éventuelle (qui complique l'intervention chirurgicale).

Si chimiothérapie prévue

- Si fluoro-uracile (5-FU) envisagé : ECG, consultation de cardiologie.
- Si cisplatine envisagé : examen neurologique, créatinine sérique.

Recherche de syndromes familiaux

L'adénocarcinome fait partie du spectre du syndrome HNPCC.

Traitement

Décidé toujours en réunion pluridisciplinaire. Le seul traitement curatif de l'adénocarcinome invasif est chirurgical :
- gastrectomie partielle lorsque l'antre est atteint ;
- gastrectomie totale si la partie moyenne est atteinte ;
- œsogastrectomie lorsque le cardia est atteint.

La linite plastique est souvent découverte à un stade avancé. Le traitement est la chirurgie, si possible ; en cas de carcinose péritonéale : soit abstention, soit chimiothérapie.
La résécabilité de la tumeur est fonction de l'extension locale (stade T) et à distance. L'extension à distance (métastases viscérales ou ganglionnaires à distance), est, sauf cas particuliers, un critère de non-résécabilité.
Chez les apparentés au premier degré : FOGD avec biopsies antrales. Si *H. pylori* +, éradication.

Principales complications possibles en postgastrectomie

Dumping syndrome précoce	Syndrome de l'anse afférente	Hypoglycémie tardive ou syndrome postprandial tardif
Dû à l'hyperosmolarité du bol alimentaire qui entraîne une libération de sérotonine et de kinines	Stase alimentaire dans l'anse afférente aboutissant à une pullulation microbienne	Dû à une réponse insulinique trop importante entraînée par l'inondation jéjunale par le bol alimentaire

Dumping syndrome précoce	Syndrome de l'anse afférente	Hypoglycémie tardive ou syndrome postprandial tardif
Association de troubles neurologiques (lipothymie, somnolence), circulatoires (chaleur, sueurs) et digestifs (nausées, diarrhée) survenant rapidement après les repas (30 min)	Douleurs épigastriques ou de l'hypochondre droit à type de colique, calmées par les vomissements	Impression de malaise général, avec sudation abondante, tachycardie, pâleur cutanée et muqueuse, survenant 2 à 4 h après les repas. Apparaît plusieurs mois ou plusieurs années après l'intervention
Traitement : repas fractionnés, éviction des sucres d'absorption rapide. Somatostatine en cas d'échec	Traitement : antibiothérapie, régulateurs de la motricité digestive. Si échec : réintervention chirurgicale	Traitement : repas fractionnés, éviction des sucres d'absorption rapide. Régime riche en sucres lents

Surveillance

Après traitement curatif, uniquement chez ceux pouvant supporter une réintervention chirurgicale et/ou une chimiothérapie :
- examen clinique tous les trois à six mois pendant cinq ans;
- radiographie de thorax annuelle pendant cinq ans;
- échographie abdominale tous les six mois pendant cinq ans.

Si gastrectomie totale : vitamine B12, 1 mg IM tous les trois mois.

Si splénectomie :
- vaccination :
  - *Pneumo 23* tous les cinq ans,
  - *Hæmophilus influenzæ* b tous les trois ans,
  - méningoccoque A + C tous les trois ans,
  - grippe tous les ans;
- pénicilline V (pendant au moins deux ans, à vie si bonne tolérance) en l'absence d'allergie aux bêtalactamines.

Algorithme thérapeutique de l'adénocarcinome gastrique

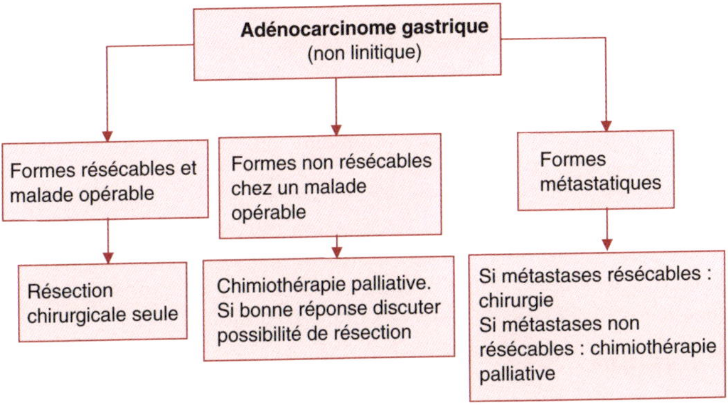

18. Maladie de Crohn

Épidémiologie, physiopathologie

Incidence : 7/100 000 habitants.
Gradient nord-sud : incidence plus élevée dans les pays du Nord.
Maladie multifactorielle faisant intervenir flore digestive, génétique, immunologie et environnement.
Le gène NOD2/CARD15 joue un rôle majeur. La protéine NOD2/CARD15 est impliquée dans l'interaction avec certaines bactéries et l'immunité innée. Il semble que les sujets homozygotes mutés NOD2/CARD15 développent plus souvent une maladie de Crohn, à un âge plus jeune et d'évolution plus volontiers sténosante.

Diagnostic

Circonstances du diagnostic de la maladie de Crohn

Elle se révèle souvent par des signes digestifs. Rarement (10 % des cas), une manifestation extradigestive peut précéder les signes digestifs.

Maladie de Crohn

Manifestations cliniques digestives	Douleurs abdominales constantes Diarrhée chronique +++ Syndrome pseudo-appendiculaire Fièvre fréquente Masse abdominale possible Localisation anopérinéale (révélatrice dans 30 % des cas) Fistules digestives (anale, entéro-entérique, entérocutanée, etc.)
Topographie et type des lésions	Iléon terminal +++ De la « bouche à l'anus ». Plurisegmentaire Discontinue Lésions profondes, transmurales Intervalles de muqueuse saine possibles Abcès Fistule

Manifestations extradigestives	Érythème noueux, aphtes buccaux Épisclérite, uvéite antérieure Spondylarthrite ankylosante, arthrites périphériques, ostéoporose
Complications révélatrices de la maladie	Colectasie, rarement Occlusion sur sténose (surtout iléale +++)
Coloscopie	Ulcérations aphtoïdes, superficielles ou creusantes Sténoses Fistules Atteinte de l'iléon
Histologie	Atteinte transmurale Présence d'ulcérations fissuraires +++ Granulomes épithélioïdes fréquents +++

Diagnostic de gravité, histoire naturelle

L'évolution est marquée par des poussées, de périodicité et de gravité imprévisibles. Des complications peuvent révéler la maladie ou survenir lors de son évolution.

La gravité de la maladie de Crohn est appréciée par différents scores (le plus utilisé est celui de Best ou CDAI) et les données endoscopiques.

Complications

Les principales complications sont :

- syndrome de l'intestin court dû à des résections itératives;
- fistule anale, abcès anal, incontinence anale par destruction de l'appareil sphinctérien anal, etc.

Moyens du diagnostic

Ils reposent sur les données endoscopiques et histologiques.

Parfois, la TDM retrouve un abcès, l'IRM des trajets fistuleux, l'échoendoscopie anale des trajets fistuleux de la région anopérinéale.

Le transit du grêle pour explorer notamment la dernière anse iléale est presque abandonné au profit de la vidéocapsule endoscopique (sauf si sténose serrée suspectée, risque alors de blocage de la vidéocapsule avec occlusion) et de l'entéro-scanner.

Lors de la première poussée : coproculture et examen parasitologique des selles (diagnostic différentiel).

Diagnostics différentiels

Ce sont essentiellement, lors d'une première poussée, les colites d'autres origines :

- bactériennes (*Yersinia*, *Salmonella*, *Shigella*, etc.);
- virales (CMV chez l'immunodéprimé);
- parasitaires (amibiase);
- ischémique (chez le sujet âge);
- médicamenteuses.

Traitement

Traitement préventif de la première poussée

En dehors de l'arrêt de la consommation tabagique, il n'existe pas de traitement préventif de la première poussée.

Traitement des poussées non compliquées légères et modérées de la maladie de Crohn rectocolique

- Dans les formes distales : traitement topique par mésalazine (*Pentasa*, *Rowasa*).

Si échec : lavement de corticoïdes.

- Dans les formes étendues : mésalazine orale.

Si échec : corticothérapie systémique *per os*.

Traitement d'une poussée légère ou modérée de maladie de Crohn iléale

Mésalazine ou corticoïde à action topique (budésonide, *Entocort*).

Traitement des poussées sévères non compliquées de la maladie de Crohn rectocolique

Corticothérapie IV, jeûne, nutrition parentérale. En l'absence d'amélioration au cinquième jour : soit tentative de traitement par ciclosporine, soit chirurgie (colectomie subtotale avec iléostomie et sigmoïdostomie, puis anastomose iléorectale trois mois plus tard).

Traitement des poussées sévères compliquées (colectasie-perforation)

Chirurgie : colectomie subtotale avec iléostomie et sigmoïdostomie.

Traitement des maladies de Crohn sévères corticorésistantes

Infliximab (*Remicade*).

Traitement des fistules anales de la maladie de Crohn

En fonction du type de fistule, habituellement association infliximab (*Remicade*) et chirurgie.

Traitement des sténoses iléales de la maladie de Crohn

Uniquement si sténose symptomatique : de préférence, et si possible, dilatation endoscopique ; sinon chirurgie.

Traitement d'entretien

- Après une première poussée légère de maladie de Crohn recto-colique : mésalazine.
- Après une première poussée sévère de maladie de Crohn : de plus en plus souvent, introduction d'un immunosuppresseur (azathioprine, moins souvent 6-mercaptopurine ou méthotrexate).

Nouveautés dans la prise en charge

La stratégie utilisée jusqu'à présent et décrite ci-dessus est dite *set up*. Elle a comme principe d'adapter progressivement le traitement à la sévérité et à l'évolution de la maladie, et de réserver l'usage des immunosuppresseurs et/ou des biothérapies ciblées aux cas d'échec ou de dépendance aux corticoïdes.

Depuis l'introduction des biothérapies (anti-TNF), une stratégie descendante, dite *top down*, vise, à l'inverse, à utiliser d'emblée – dès la première poussée – les biothérapies ciblées, associées ou non aux immunosuppresseurs, dans le but de modifier l'histoire naturelle de la maladie. Ainsi, en dehors de rares exceptions, dans la stratégie *top down*, il serait possible de se passer des corticoïdes. La meilleure stratégie n'est pas encore connue, des études sont en cours.

19. Maladie cœliaque de l'adulte

Définition

La maladie cœliaque de l'adulte (MCA) est définie par trois critères :

- un syndrome de malabsorption clinique et/ou biologique;
- une atrophie villositaire totale ou subtotale;
- une amélioration des signes cliniques, biologiques et histologiques sous régime sans gluten.

Physiopathologie

Les facteurs toxiques sont les prolamines (gliadines/gluténines) du blé, de l'orge et du seigle. Le caractère toxique est en rapport avec la capacité qu'ont ces protéines de générer une réponse immunitaire intestinale sur un terrain prédisposé (prédisposition génétique).

La forme symptomatique

La forme symptomatique associe à divers degrés signes digestifs et extradigestifs, et pathologies associées.

Signes digestifs : syndrome de malabsorption isolé et souvent ancien, syndrome carentiel, douleurs abdominales. La triade diarrhée, amaigrissement, stéatorrhée est de plus en plus rare, en raison du diagnostic de plus en plus précoce.

Les signes extradigestifs sont essentiellement dus au syndrome carentiel et s'améliorent ou disparaissent sous régime sans gluten.

Les pathologies associées sont nombreuses. Cinq sont à rechercher systématiquement : cirrhose biliaire primitive, déficit en IgA, dermatite herpétiforme, diabète insulinodépendant, dysthyroïdie.

Les différentes autres formes cliniques

La forme silencieuse est définie par l'absence de signes cliniques, la présence d'anticorps anti-endomysium et anti-TG, et des signes histologiques d'intensité variée.

La forme latente est définie par l'absence de signes cliniques et biologiques, mais une réponse histologique anormale lors d'une charge en gluten.

La forme latente est découverte lors du dépistage familial ou d'études épidémiologiques sérologiques. Elle peut évoluer vers une forme symptomatique.

Diagnostic

Il est histologique, obtenu lors de la fibroscopie œso-gastro-duodénale (FOGD) avec biopsies duodénales. Il repose sur l'association :

- d'une atrophie villositaire totale ou subtotale (indispensable au diagnostic), prédominante au niveau du duodénum ;
- d'une augmentation du nombre des lymphocytes intraépithéliaux.

Les examens sérologiques sont surtout les anticorps anti-endomysium (IgA) et antigliadine (IgG et IgA) qui ont une bonne spécificité et sensibilité pour suspecter le diagnostic.

Complications

Il s'agit surtout du lymphome T du grêle : suspecté si présence de douleurs abdominales, masse abdominale, occlusion ou perforation, aggravation clinique malgré un régime sans gluten bien suivi, prurit, fièvre inexpliquée, amaigrissement.

Le régime sans gluten bien suivi pendant plus de cinq ans diminue le risque de survenue du lymphome.

Traitement, suivi

Traitement

Il est basé sur l'exclusion complète et définitive du gluten. Ce régime doit être poursuivi à vie car diminuant les risques de survenue de cancers. Il faut une compensation initiale des différentes carences. L'éducation sera faite en milieu spécialisé, avec des rappels fréquents par une diététicienne. Le patient pourra s'inscrire à une association de patients MCA.

Suivi

Au bout d'un an de régime sans gluten bien suivi, il faut réaliser :

- une FOGD avec biopsies, qui confirme la disparition de l'atrophie villositaire ;
- une ostéodensitométrie si ostéopénie sévère présente initialement.

Conduite à tenir IDE

Expliquer la manière de conduire le régime sans gluten

- Insister sur la nécessité d'un régime sans gluten strict, à vie.
- Avoir une vie la plus proche possible de la normale.
- Maintenir un apport calorique suffisant.
- Surveiller la mention « sans gluten » sur les conditionnements des différents aliments.
- Proscrire toute automédication, certains médicaments contenant du gluten.

Les aides possibles

- Des rappels fréquents par une diététicienne sont souvent indispensables.
- Il existe plusieurs associations de personnes « maladie cœliaque », qui peuvent conseiller les patients.
- Le patient peut demander une aide forfaitaire mensuelle fournie par l'État, pour le surcoût engendré par l'achat des produits sans gluten.

20. Tumeurs du côlon et du rectum

Épidémiologie, histoire naturelle, pronostic des cancers colorectaux (CCR)

Près de 36 000 annuels en France, près de 16 000 décès annuels.
Le pronostic est essentiellement fonction de l'extension tumorale (classification TNM) et du caractère complet ou incomplet de l'exérèse chirurgicale.
Survie moyenne à cinq ans tous stades confondus : 60 %.

Lésions et maladies précancéreuses : les populations à risque

Les populations à risque

Risque moyen

Toutes les personnes de plus de 50 ans.

Risque élevé

- Antécédent de polype adénomateux ou de CCR avant l'âge de 60 ans chez un apparenté du premier degré.
- Antécédent personnel de polype de plus de 1 cm ou de CCR.

Risque très élevé

- Polypose adénomateuse familiale (PAF).
- Syndrome du cancer colorectal héréditaire sans polypose (HNPCC).

Les polypes

La majorité des CCR sont la conséquence de la dégénérescence d'un polype.
La probabilité de cancérisation ultérieure d'un polype est d'autant plus élevée qu'il a certaines caractéristiques : villeux ou tubuleux-villeux, de grande taille (> 1 cm). L'un des buts de la coloscopie de dépistage est de retrouver et d'enlever (polypectomie) ces lésions avant qu'elles ne se transforment.

20

Cancer du côlon

Diagnostic

Circonstances de diagnostic

Cancer non compliqué

- Pesanteur abdominale.
- Troubles récents du transit.
- Altération de l'état général.
- Lors d'une coloscopie de dépistage.

Complications

- Méléna, anémie ferriprive.
- Perforation (surtout diastatique colique droite).
- Occlusion (surtout sur cancer du sigmoïde).
- Infection systémique (septicémie, abcès hépatique).
- Ictère (métastases hépatiques).

Diagnostic histologique

Le diagnostic est histologique, lors d'une coloscopie. Recherche dans le même temps une autre tumeur colique synchrone (5 % des cas) et des polypes adénomateux (20 % des cas). Si la coloscopie totale est impossible (sténose serrée, problème technique) : coloscopie trois mois après la chirurgie.

Bilan préthérapeutique : bilan d'extension et d'opérabilité, stade TNM

Bilan d'extension d'un cancer du côlon

- Examen clinique.
- Dosage de l'antigène carcino-embryonnaire (ACE) pour le suivi en postopératoire (si initialement élevé).
- Coloscopie totale.
- TDM thoraco-abdomino-pelvienne.
- Si signes d'appel : scintigraphie osseuse, TDM cérébrale.
- Cas particuliers : si suspicion de formes familiales (syndrome HNPCC ou PAF).

Classification TNM (UICC 2002)

T : tumeur, N : *node* (ganglion), M : métastase

- Tis : intraépithéliale ou chorion
  T1 : envahissement de la sous-muqueuse
  T2 : envahissement de la musculeuse
  T3 : envahissement de la sous-séreuse
  T4 : envahissement de la séreuse ou des organes de voisinage
  N0 : pas de métastase ganglionnaire
  Nx : Ganglions non évalués ou moins de huit ganglions examinés
  N1 : un à trois ganglions métastatiques régionaux
  N2 : quatre ganglions métastatiques régionaux ou plus
  M0 : pas de métastase
  M1 : métastase à distance (dont ganglions sus-claviculaires)

Traitement

Il est fonction du stade de la maladie et de la présence ou non d'une complication. La décision est toujours prise en concertation multidisciplinaire.

Pour les patients T1-T2 N0 et T3-T4 N0 : chirurgie seule

Colectomie avec des marges de sécurité de 5 cm de chaque côté de la tumeur. Rétablissement de la continuité en un temps.

Pour les patients N1-N2 quel que soit le stade T

Chirurgie puis chimiothérapie adjuvante (habituellement association de 5FU-oxaliplatine).

Pour les patients avec métastases hépatiques

Toujours envisager la résection, seule possibilité curative.

- Si les métastases semblent résécables : faire si possible un PET-scan, puis réséquer les métastases.
- Sinon, tenter de rendre les métastases secondairement résécables par une chimiothérapie préopératoire.
- Si les métastases sont manifestement non résécables : chimiothérapie palliative par différentes associations et différentes lignes de traitement. Le but est d'allonger la survie et d'améliorer la qualité de vie.

Surveillance

Uniquement chez les sujets susceptibles de supporter une éventuelle réintervention.

Examen clinique : tous les trois mois pendant deux ans, puis tous les six mois pendant trois ans.

Échographie abdominale (ou TDM) : tous les trois à six mois pendant trois ans, puis annuelle pendant deux ans.

Radiographie de thorax : tous les ans durant cinq ans.
Coloscopie à trois ans, puis tous les cinq ans si elle est normale.

Particularités du cancer du rectum

Bilan d'extension

Il comporte, en plus, un examen clinique avec toucher rectal (TR) et des examens complémentaires supplémentaires (uniquement si cancer résécable) :
- échoendoscopie rectale (extension en profondeur et recherche d'adénopathies péritumorales) ;
- éventuellement : IRM rectale.

Traitement

Traitement médical

Radiothérapie préopératoire de tous les cancers du bas et du moyen rectum T3-T4 ou N+ en échoendoscopie. La chirurgie a lieu trois à huit semaines après la fin de la radiothérapie.

Traitement chirurgical

Chirurgie le plus souvent conservatrice (du sphincter anal), avec marges de sécurité de 2 cm entre le pôle inférieur de la tumeur et la zone de section inférieure.
Amputation abdomino-périnéale si la tumeur est située à moins de 2 cm de la ligne pectinée, c'est-à-dire à 4 cm de la marge anale.
Exérèse totale du mésorectum (graisse périrectale qui contient les vaisseaux sanguins et lymphatiques périrectaux) dans tous les cancers du moyen et du bas rectum mobiles.

Dépistage du cancer colorectal dans la population générale

La population cible est celle des sujets asymptomatiques de 50 à 74 ans (douze millions de personnes en France). Démarche en deux temps : découverte d'un saignement occulte dans les selles, puis, en cas de résultat positif : coloscopie. Il a été démontré que le test Hémoccult II répété tous les deux ans et suivi d'une coloscopie peut diminuer la mortalité par CCR de 18 %. Un programme de dépistage national est en cours en France.
Dans les autres cas, voir algorithme ci-dessous.

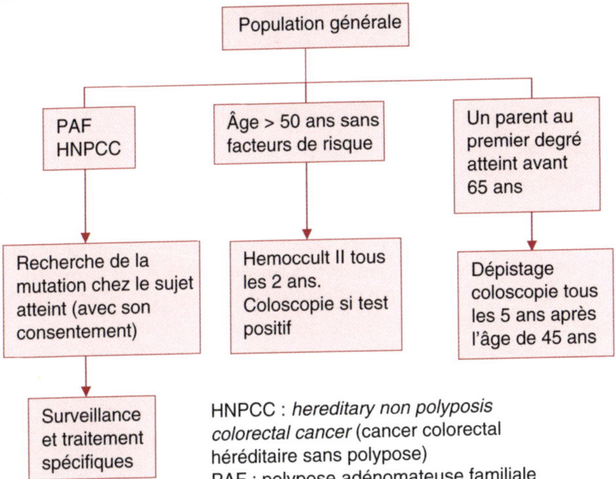

HNPCC : *hereditary non polyposis colorectal cancer* (cancer colorectal héréditaire sans polypose)
PAF : polypose adénomateuse familiale

21. Pathologie hémorroïdaire

Anatomie

Les hémorroïdes internes sont des structures anatomiques normales, présentes dès la naissance. Ce sont des cavités sous-muqueuses remplies de sang, disposées en trois (parfois quatre) coussins, situées au-dessus de la ligne pectinée (replis muqueux divisant l'ampoule rectale en deux zones) et maintenues en place grâce à des fibres musculo-conjonctives les fixant à la face interne du sphincter interne. Elles assurent 20 % de la pression de fermeture du canal anal au repos, et participent à la continence fine. En position genupectorale, les hémorroïdes internes sont décrites par analogie avec la position des aiguilles d'une montre : à 1 h (ou droit postérieur), à 5 h (ou droit antérieur), à 9 h (ou latéral gauche).

Les signes cliniques des hémorroïdes internes

Les prolapsus ou procidences hémorroïdaires

Due à la laxité du tissu conjonctif sous-muqueux de soutien, cette procidence définit quatre grades d'hémorroïdes internes. Elle est source de gêne mécanique, de suintements et de brûlures anales.

Classification des hémorroïdes et symptômes habituels en fonction de leur grade

Grade	Examen proctologique	Symptômes habituels
I	Hémorroïdes congestives non procidentes	Rectorragies
II	Hémorroïdes procidentes à l'effort et spontanément réductibles	Prurit anal, rectorragies, procidence, gêne anale
III	Hémorroïdes procidentes à l'effort et réductibles uniquement au doigt	Procidence, rectorragies, prurit anal, suintements
IV	Hémorroïdes procidentes en permanence et non réductibles par les manœuvres digitales	Rectorragies, procidence, douleurs anales, incontinence anale

Les rectorragies

Typiquement : rectorragies rythmées par la défécation, séparées des selles, peu importantes, sans méléna. Symptômes aspécifiques pouvant se rencontrer au cours de toute pathologie rectale (cancer, rectocolite hémorragique [RCH], etc.). En conséquence, rattacher des rectorragies à une origine hémorroïdaire est un diagnostic d'élimination. Pratiquer une coloscopie en cas de doute et chez tout sujet de plus de 45 ans.

Autres

Rarement : anémie par carence en fer, incontinence fine (gaz)...

Traitement des hémorroïdes internes

Les hémorroïdes ne représentent aucun risque vital, ni de dégénérescence. Donc, le traitement doit être source d'une mortalité nulle et d'une morbidité la plus faible possible.

Traitement des hémorroïdes selon le grade

Grades I et II	• Régularisation du transit • Traitement instrumental (privilégier la photocoagulation) *Si échec* : chirurgie
Grade III	• Régularisation du transit • Traitement instrumental (privilégier la ligature élastique) *Si échec* : chirurgie
Grade IV Anémie ferriprive Association à une fistule, une fissure	• Régularisation du transit • Traitement chirurgical

Comparaison des techniques chirurgicales de la maladie hémorroïdaire

Anopexie circulaire (technique de Longo)	Hémorroïdectomie ouverte de Milligan et Morgan
Intervention fonctionnelle (continence anale)	Hémorroïdectomie
Indication sélective (grade III, voire IV)	Possible pour tous les grades
Ne traite pas les lésions associées (fissure, fistule, etc.)	Possibilité de traiter les lésions associées
Douleurs postopératoires peu importantes	Douleurs postopératoires majeures
Hospitalisation courte (24–48 h)	Hospitalisation longue : 5–6 jours
Absence de soins postopératoires	Délai de cicatrisation : 4 à 6 semaines

Les signes cliniques des hémorroïdes externes

Les douleurs : la thrombose hémorroïdaire externe

C'est une douleur très vive. Une boule douloureuse est palpée à la marge anale. L'examen retrouve une nodosité sous-cutanée bleuâtre, distendant la peau de la marge, avec un ou plusieurs caillots.

Traitement

Antalgiques (à base d'AINS). Disparition spontanée de la douleur en cinq jours. Il est parfois nécessaire (douleur intense) de pratiquer, après anesthésie locale avec de la *Xylocaïne* adrénalinée, une excision de la thrombose avec ablation du sac hémorroïdaire et évacuation du caillot.

22. Rectocolite hémorragique (RCH)

Épidémiologie, physiopathologie

Incidence : 10/100000 habitants.
Gradient nord-sud : incidence plus élevée dans les pays du Nord.
Maladie multifactorielle faisant intervenir : flore digestive, génétique, immunologie, environnement.

Diagnostic

Circonstances du diagnostic de la RCH

Elle se révèle surtout par les signes digestifs.

Manifestations cliniques digestives

- Douleurs abdominales rares.
- Rectorragies +++.
- Syndrome dysentérique +++.
- Fièvre rare (formes compliquées).
- Pas de manifestations anopérinéales. Pas de fistules.

Manifestations extradigestives préférentielles

- Cholangite sclérosante primitive.
- Pyoderma gangrenosum.
- Anémie hémolytique.

Complications révélatrices de la maladie

- Colectasie +++.
- Ni fistule, ni abcès.

Topographie des lésions

- Rectum toujours atteint +++.
- Progression du rectum au cæcum.
- Continue.
- Monomorphe.
- Lésions superficielles (sauf formes graves).
- Pas d'intervalles de muqueuse saine.

Manifestations extradigestives possibles

- Érythème noueux, aphtes buccaux, dermatose neutrophilique.
- Épisclérite, uvéite antérieure.
- Spondylarthrites ankylosantes, arthrites périphériques, ostéoporose.
- Thromboses veineuses profondes.

Coloscopie

- Aspect granité, congestif, hémorragique.
- Fragilité muqueuse.
- Sténose très rare, pas de fistule.
- Iléon : normal.

Histologie

- Atteinte non transmurale.
- Perte de la mucosécrétion ++.
- Abcès cryptiques fréquents +++.
- Absence de granulome +++.

Diagnostic de gravité, histoire naturelle

L'évolution est marquée par des poussées, de périodicité et de gravité imprévisibles. Des complications peuvent révéler la maladie ou survenir lors de son évolution.

La gravité de la RCH est appréciée sur un score clinicobiologique (score de Truelove) et les données endoscopiques.

Complications

La complication le plus à redouter est la colectasie (ou mégacôlon toxique).

Moyens du diagnostic

Ils sont essentiellement fondés sur les données endoscopiques et histologiques.

Diagnostics différentiels

Ce sont essentiellement, lors d'une première poussée, les colites d'autres origines :

- bactériennes (*Yersinia*, *Salmonella*, *Shigella*, etc.);
- virales (cytomégalovirus [CMV] chez l'immunodéprimé);
- parasitaires (amibiase);
- ischémique (chez le sujet âgé), etc.

Traitement

Traitement préventif de la première poussée

Il n'y a pas de traitement préventif de la première poussée.

Traitement des poussées non compliquées légères et modérées de la RCH

- Dans les formes distales : traitement topique par mésalazine (*Pentasa*, *Rowasa*).

Si échec : lavement de corticoïdes.

- Dans les formes étendues : mésalazine orale.

Si échec : corticothérapie systémique *per os*.

Traitement des poussées sévères non compliquées de la RCH

Corticothérapie IV, jeûne, nutrition parentérale.
En l'absence d'amélioration au cinquième jour : soit tentative de traitement par ciclosporine, soit chirurgie (colectomie subtotale avec iléostomie et sigmoïdostomie, puis anastomose iléo-anale ou iléorectale trois mois plus tard).
La place des anti-TNF n'est pas encore bien déterminée.

Traitement des poussées sévères compliquées (colectasie-perforation)

Chirurgie : colectomie subtotale avec iléostomie et sigmoïdostomie.

Traitement d'entretien

Après une première poussée légère à modérée de RCH : mésalazine.

Surveillance

Après huit ans d'évolution de la RCH, s'il s'agit d'une forme avec pancolite : coloscopie totale régulière (tous les deux ou trois ans) avec colorations (chromoendoscopie) et biopsies étagées pour dépister des lésions de dysplasie. Si dysplasie sévère : colectomie totale.

23. Pancréatite aiguë

Définition

La pancréatite aiguë est une inflammation du pancréas, allant de l'infiltration par des cellules inflammatoires jusqu'à la nécrose totale de la glande pancréatique et des tissus avoisinants.

Épidémiologie, étiologies

Les principales causes sont l'intoxication alcoolique et la lithiase biliaire.

Étiologies	Pourcentage des pancréatites aiguës
Lithiase biliaire	40 %
Alcool	37 %
Métabolique (hypercalcémie, hypertriglycéridémie)	3 %
Médicamenteuse	2 %
Obstructive (obstruction des canaux pancréatiques par une tumeur bénigne ou maligne)	1 %
Malformation (pancréas divisum, pancréas annulaire)	1 %
Autres : • postopératoire • infectieuses : oreillons, ascaris, leptospirose, etc. • dans le cadre de maladies systémiques : lupus érythémateux aigu disséminé (LEAD), pancréatite aiguë nécrosante (PAN), Gougerot-Sjögren, etc.	3 %
Pancréatite aiguë sans aucune cause retrouvée	10 %

Diagnostic

Diagnostic positif

La présence de douleurs typiques associées à un taux de lipasémie supérieur à 3 N suffit à porter le diagnostic de pancréatite aiguë.

Circonstances du diagnostic

Devant des douleurs abdominales typiques : épigastriques, intenses, d'apparition récente, rapidement progressives, à irradiations postérieures, transfixiantes (« en coup de poignard »), parfois soulagées par la position en antéflexion du tronc (« en chien de fusil »), exacerbées par l'alimentation, souvent associées à des vomissements et un iléus réflexe.

Moyens du diagnostic

Biologie

Élévation de la lipasémie, supérieure à 3 N.

Imagerie

La TDM abdominale avec injection intraveineuse de produit de contraste :

- pratiquée 48 à 72 h après le début des signes cliniques (si trop précoce : risque de sous-évaluation des lésions) ;
- répétée tous les 10–15 jours si la pancréatite est initialement sévère ou en cas d'aggravation clinique et/ou biologique ;
- évalue le pourcentage et le nombre des coulées de nécrose, qui sont des critères pronostiques (score radiologique de Balthazar, voir tableau plus bas).

Diagnostic de sévérité (ou de complication), évolution, définitions

	Pancréatite aiguë grave	Pancréatite aiguë bénigne
Nécrose pancréatique	Oui	Non
Complication locale (par exemple abcès)	Possible	Non
Défaillance viscérale	Possible	Non
Mortalité	Jusqu'à 17 %	< 1 %

Évaluation du pronostic

Critères cliniques et biologiques

Score de Ranson, qui a une bonne valeur prédictive négative mais ne peut être calculé qu'une seule fois dans les 48 premières heures. Il est le plus répandu. Si le score est supérieur à 3 : pancréatite grave.

Score de Ranson (chaque facteur est affecté d'un coefficient 1)

À l'admission	À la 48e heure
Âge > 55 ans Leucocytes > 16 000/mm^3 Glycémie > 11 mmol/l LDH > 1,5 N ASAT > 6 N	Chute de l'hématocrite de plus de 10 % Élévation de l'urée sanguine > 1,8 mmol/l PaO_2 < 60 mmHg Calcémie < 2 mmol/l Chute des bicarbonates < 4 mEq/l Séquestration liquidienne > 6 l

ASAT : aspartate aminotransférase, LDH : lacticodéshydrogénase, PaO_2 : pression partielle du sang artériel en oxygène

Score tomodensitométrique de Balthazar

A = pancréas normal	0 pt	Pas de nécrose	0 pt
B = pancréas œdématié	1 pt	Nécrose < 30 % de la glande	2 pts
C = inflammation de la graisse péripancréatique	2 pts	Nécrose : 30 à 50 % de la glande	4 pts
D = présence d'une coulée de nécrose	3 pts	Nécrose > 50 % de la glande	6 pts
E = présence de plusieurs coulées de nécrose	4 pts		
Maximum : 10 points			

Mortalité en fonction du score de Balthazar

Score de Balthazar	Taux de mortalité
0 à 3	3 %
4 à 6	6 %
7 à 10	17 %

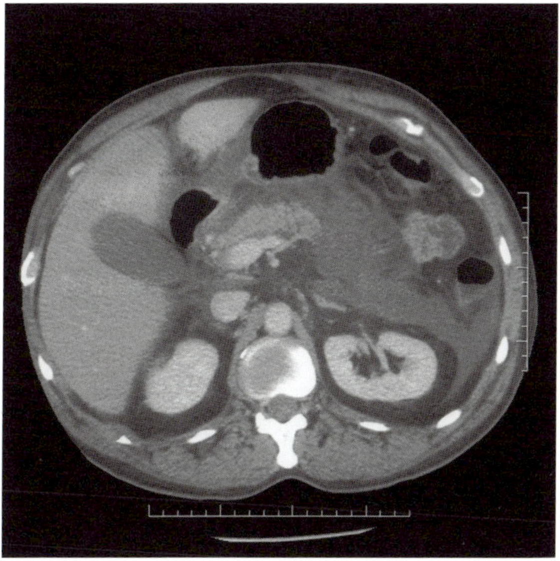

TDM. Pancréatite aiguë avec coulée de nécrose.

Traitement

Formes non compliquées

- Surveillance en unité de soins traditionnelle.
- Maintien d'un équilibre électrolytique et volémique.
- Jeûne (habituellement de trois jours). La réalimentation est reprise 48 h après la disparition des douleurs sans antalgiques.
- Antalgiques à base de paracétamol ou de morphine (AINS et salicylés à éviter en raison de leur toxicité rénale potentielle).
- Pas d'antibiotiques, ni d'antisécrétoires gastriques, ni d'extraits pancréatiques.

Traitement des formes graves

Mêmes principes de base que les formes non compliquées, avec quelques particularités.

Nutrition artificielle, avec dans cette indication des apports caloriques multipliés d'un coefficient 1,5 par rapport à la dépense énergétique de

repos (état d'hypercatabolisme). Privilégier toujours la voie entérale (sonde nasojéjunale), mise en place le plus tôt possible, c'est-à-dire dans les 48 h suivant l'admission.
Pas d'antibioprophylaxie.

Cas particulier de la pancréatite aiguë biliaire

Même traitement que les autres étiologies de pancréatite aiguë.
La cholangiopancréatographie rétrograde endoscopique (CPRE) avec sphinctérotomie endoscopique en urgence (dans les 48 h) n'est indiquée que si ictère obstructif et/ou angiocholite.

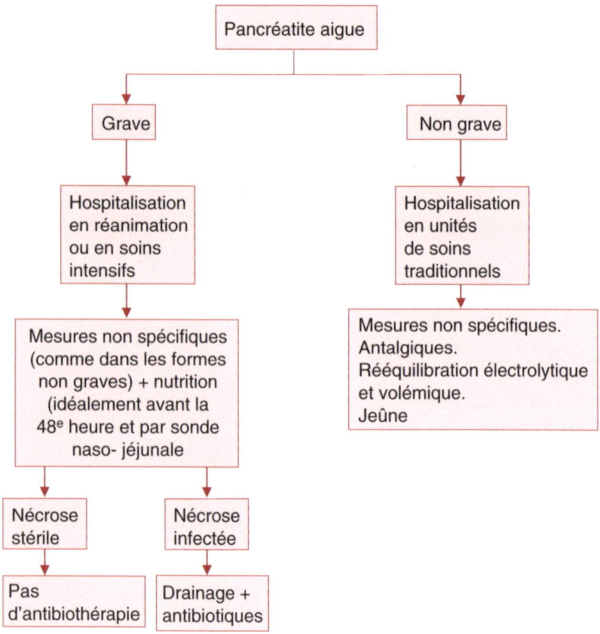

24. Pancréatite chronique

Définition, épidémiologie, étiologies, anatomopathologie

La pancréatite chronique se définit comme l'installation de lésions inflammatoires chroniques associées à une fibrose, aboutissant à une destruction progressive de la glande pancréatique.

La première cause (plus de 90 % des cas) de pancréatite chronique est l'intoxication alcoolique chronique. Pour aboutir à une pancréatite chronique, l'intoxication doit être importante (> 100 g d'alcool par jour) et prolongée (15–20 ans chez l'homme).

Les autres causes de pancréatite chronique sont rares : métaboliques (hypercalcémie, essentiellement par hyperparathyroïdie), génétiques…

Diagnostic

Théoriquement le diagnostic nécessite une biopsie du pancréas pour obtenir une histologie. Cet examen n'est jamais pratiqué du fait de sa difficulté et de ses risques (fistule pancréatique notamment). Le diagnostic est donc surtout porté sur des critères radiologiques (présence de calculs pancréatiques).

Circonstances du diagnostic

Circonstances du diagnostic de pancréatite chronique

Signes cliniques	Caractéristiques	Fréquence
Douleurs abdominales	Durant quelques heures à quelques jours Épigastriques À irradiations postérieures Aggravées par l'alimentation Avec comme position antalgique une antéflexion du tronc (« en chien de fusil »)	+++
Poussée de pancréatite aiguë sur pancréatite chronique		++

Diabète insulinodépendant ou non	Nécessité de l'insuline en fonction de l'évolution avec destruction progressive du pancréas endocrine	++
Insuffisance pancréatique exocrine	Avec diarrhée et stéatorrhée. Par destruction progressive du pancréas exocrine	++

Moyens du diagnostic

L'abdomen sans préparation (ASP) et l'échographie abdominale ne sont pas assez performants pour le diagnostic.
L'examen de première intention est la TDM abdominale avec coupes fines sur le pancréas.

Complications

Les complications potentielles sont :
- l'insuffisance pancréatique endocrine (diabète);
- l'insuffisance pancréatique exocrine (diarrhée chronique avec stéatorrhée);
- les pseudokystes, qui peuvent se compliquer de compression des organes de voisinage (duodénum, voie biliaire principale), d'hémorragie intrakystique, d'infection (abcès), de rupture (dans le péritoine);
- les douleurs pancréatiques.

Traitement

Traitement des douleurs

- En premier lieu, éliminer les autres diagnostics possiblement à l'origine des douleurs : pseudokyste, ulcère peptique, sténose biliaire, sténose duodénale, cancer du pancréas.
- Puis arrêt de l'intoxication alcoolique, et antalgiques de niveau 1, 2 ou 3.
- En cas d'échec : plusieurs possibilités en fonction de la localisation des calculs pancréatiques :
  - si calculs intracanalaires et alors potentiellement à l'origine des douleurs : désobstruction du canal de Wirsung par extraction endoscopique;
  - si pas de calculs intracanalaires : alcoolisation des plexus cœliaques sous échoendoscopie.
- En cas d'échec : chirurgie, habituellement dérivation wirsungo-jéjunale.

Traitement de l'insuffisance pancréatique exocrine

Nécessité du traitement en raison des conséquences nutritionnelles et vitaminiques.

Extraits pancréatiques gastroprotégés, avec comme but la disparition de la stéatorrhée (qui est obtenue dès qu'un débit d'enzymes pancréatiques équivalent à 10 % du débit normal est obtenu dans le duodénum). Il faut débuter par 25 000 unités de lipase au début de chaque repas.

Traitement des pseudokystes

Il peut être endoscopique (drainage kystogastrique ou kystoduodénal) ou chirurgical.

Le traitement radiologique en urgence, avec embolisation, est réservé aux pseudokystes hémorragiques.

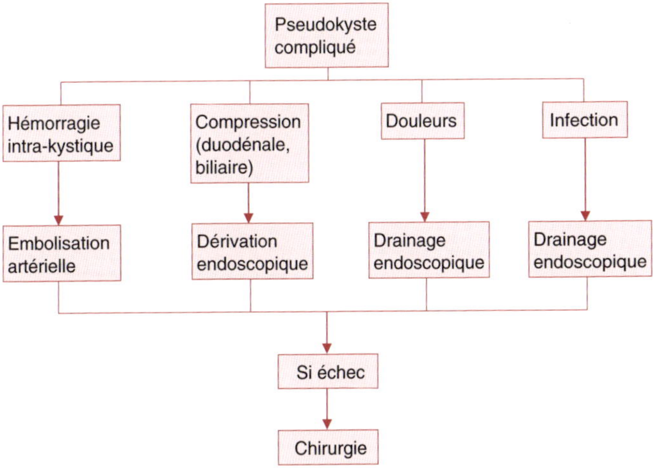

25. Cancer du pancréas

Adénocarcinome du pancréas

Épidémiologie, pronostic

Près de 5 000 nouveaux cas par an.

Le cancer du pancréas est grevé du pire pronostic de tous les cancers digestifs. La survie à cinq ans tous stades confondus est inférieure à 5 %.

Mauvais pronostic car diagnostic tardif et mode de dissémination particulier :

- organe profond non palpable et difficilement accessible par des examens simples (échographie par exemple);
- symptômes initiaux non spécifiques, qui font errer le diagnostic;
- symptômes tardifs lorsque la tumeur est déjà assez volumineuse pour comprimer ou envahir les organes de voisinage;
- taux de récidive élevé après intervention faite à visée curative.

Circonstances du diagnostic

Symptômes protéiformes et aspécifiques : douleurs de type pancréatique (voir fiche n° 23 : Pancréatite chronique), ictère, amaigrissement, installation d'un diabète chez un patient de plus de 50 ans, pancréatite aiguë (par obstacle sur le canal de Wirsung).

Bilan préthérapeutique

Seuls 10 % des malades sont opérables à visée curative. Il s'agit d'une chirurgie avec morbidité et mortalité lourdes, ce qui souligne l'importance du bilan préthérapeutique, lequel se fait en trois étapes.

1re étape : évaluation du terrain et non de la tumeur. Est-ce que le malade peut subir une intervention chirurgicale lourde? Classification ASA, recherche de tares (insuffisance cardiaque, insuffisance respiratoire, cirrhose, etc.).

2e étape : détermination de l'envahissement locorégional et à distance. L'examen de base est la TDM spiralée qui montre la tumeur (son siège, sa taille), l'envahissement des structures de voisinage (vaisseaux, ganglions, etc.) et d'éventuelles métastases hépatiques.

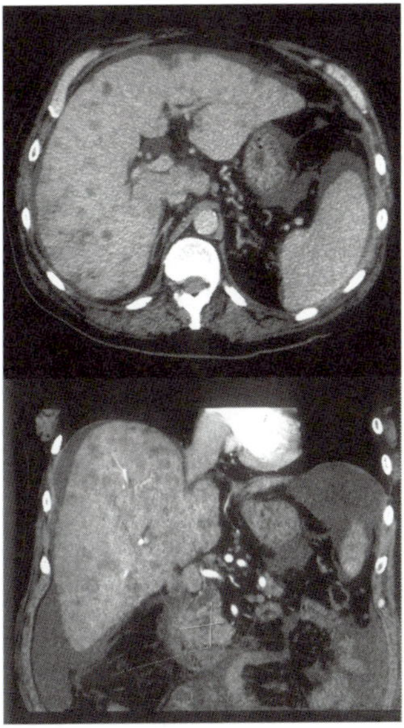

TDM hépatique. Métastases multiples, bilatérales et diffuses d'un cancer du pancréas.

3e étape : détermination de la nature histologique de la tumeur (biopsie de la tumeur sous échoendoscopie ou d'une métastase sous TDM). Sauf cas particuliers, il faut s'assurer qu'il s'agit d'un adénocarcinome (et non d'une tumeur endocrine ou autre).

Traitement

Traitement curatif

La chirurgie avec résection tumorale complète est le seul traitement curatif. Pour les tumeurs de la tête : duodénopancréatectomie céphalique. Pour les tumeurs du corps ou de la queue : splénopancréatectomie gauche.

Traitement palliatif

Concerne 90 % des malades (en raison de la présence de métastases, d'un terrain fragile, etc.).

Traitement de la douleur : souvent nécessité d'antalgiques majeurs OMS3.
Traitement de l'ictère : prothèse biliaire posée par voie endoscopique.
Traitement de la sténose duodénale : prothèse duodénale endoscopique ou radiologique.
La chimiothérapie : la gemcitabine (*Gemzar*) associée à l'erlotinib (*Tarceva*) allonge la survie et améliore la qualité de vie à ce stade.

Tumeurs plus rares du pancréas

Tumeurs endocrines

Tumeurs caractérisées par une prolifération de cellules exprimant des protéines de structure et des produits de sécrétion hormonaux communs aux cellules endocrines et aux neurones.

Circonstances de découverte

Métastases (surtout hépatiques).

- Découverte fortuite radiologique (échographie, surtout tumeurs bien différenciées).
- Manifestations cliniques dues à une sécrétion tumorale spécifique (hypoglycémie pour l'insulinome, ulcères gastroduodénaux résistants aux traitements pour le gastrinome, etc.).

Traitement

Le traitement est affaire de spécialiste, et fonction du caractère fonctionnel ou non de la tumeur, du degré de différenciation, de la localisation de la tumeur primitive, de l'extension locale, et de l'existence ou non de métastases.

Cystadénome séreux

Tumeur constamment bénigne de découverte habituellement fortuite radiologique.
Traitement : abstention thérapeutique.

Cystadénome mucineux

Tumeur potentiellement maligne (cystadénocarcinome).
En imagerie : tumeur unikystique avec des cloisons épaisses.
Traitement : résection chirurgicale.

26. Lithiase biliaire et ses complications

Définitions, épidémiologie, histoire naturelle

Le calcul est une concrétion solide formée dans un canal, une voie excrétrice ou un organe creux.
La lithiase définit la présence d'un ou de plusieurs calculs.
La lithiase biliaire est de nature cholestérolique dans 80 % des cas, pigmentaire dans 20 % des cas.

Facteurs de risque de la lithiase cholestérolique

Les principaux facteurs de risque de calcul cholestérolique sont :
- l'obésité ;
- le sexe féminin ;
- les médicaments (œstrogènes, ciclosporine, somatostatine, nutrition parentérale totale) ;
- la grossesse.

Facteurs de risque de la lithiase pigmentaire

Ils sont de deux types.
Pigmentaire noire : favorisée par l'hémolyse chronique (thalassémie, drépanocytose) et la cirrhose.
Pigmentaire brune : favorisée par la stase dans la voie biliaire en rapport avec une sténose (acquise ou non) ou une anomalie congénitale du cholédoque.

Histoire naturelle de la lithiase vésiculaire

La lithiase biliaire est asymptomatique dans 90 % des cas.

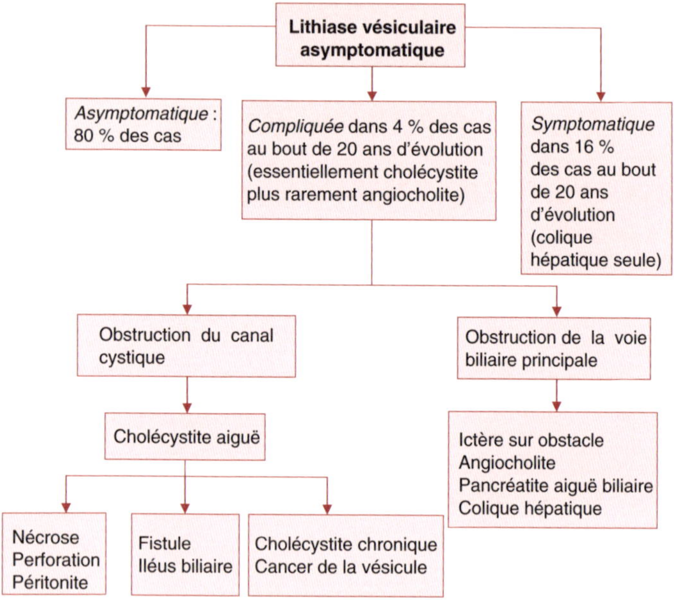

Diagnostic

Circonstances du diagnostic

Le plus souvent la patiente est asymptomatique et le calcul est de découverte fortuite en échographie (pratiquée pour un autre motif). Le calcul est alors unique ou multiple, hyperéchogène, mobile, déclive dans la vésicule, avec un cône d'ombre postérieur.

Parfois il y a une douleur de colique hépatique : intense, brutale, avec un pic en moins de 1 h, de siège épigastrique, irradiant à l'épaule droite, entraînant une inhibition respiratoire, pouvant être soulagée par les antispasmodiques, fréquemment associée à des vomissements, durant de 20 min à 6 h.

Parfois le calcul se révèle lors de complications (cholécystite aiguë, angiocholite, etc.).

Moyens du diagnostic

L'échographie est la pièce centrale du diagnostic. Le calcul vésiculaire est vu dans 90 % des cas, celui du cholédoque dans 70 % des cas.
La voie biliaire principale est mieux explorée par l'échoendoscopie et/ou la cholangio-IRM.
La cholangiopancréatographie rétrograde endoscopique (CPRE) n'est pratiquée qu'à visée thérapeutique.

Complications et traitement

La lithiase vésiculaire asymptomatique n'est responsable d'aucun signe clinique ni biologique. Aucun argument ne peut prédire la survenue de complications. Donc, ni traitement, ni surveillance.

Obstruction du canal cystique

L'obstruction du canal cystique peut être responsable d'une douleur de colique hépatique. Le traitement est la cholécystectomie, au mieux par voie cœlioscopique. Lors de ce geste une vérification de la voie biliaire principale peut être effectuée (par cholangioscopie ou cholangiographie).

Cholécystite aiguë lithiasique

La cholécystite aiguë lithiasique est l'inflammation aiguë de la vésicule. Celle-là peut aller de l'hydrocholécyste à la cholécystite gangreneuse ou à la perforation avec péritonite biliaire ou fistule cholécystoduodénale. Le tableau est celui d'une fièvre plus ou moins élevée, sans ictère, avec colique hépatique.
Le diagnostic est échographique :
- épaississement de la paroi vésiculaire > 5 mm;
- aspect de « double contour »;
- point douloureux électif lors du passage de la sonde d'échographie.

Le traitement est médico-chirurgical : antibiothérapie pendant 48 h (amoxicilline-acide clavulanique ou pipéracilline ou ceftriaxone associée au métronidazole) puis cholécystectomie.

Obstruction de la voie biliaire principale (VBP)

L'ictère obstructif

L'ictère obstructif peut être associé ou non à une colique hépatique.
Le traitement peut être :
- la cholécystectomie et l'extraction des calculs par voie cœlioscopique;
- la sphinctérotomie avec extraction du ou des calculs lors de la CPRE, puis la cholécystectomie dans un deuxième temps.

L'angiocholite aiguë

L'angiocholite aiguë est l'infection de la VBP et des voies biliaires intra-hépatiques avec diffusion septicémique des germes. Typiquement, de manière chronologique : colique hépatique, fièvre avec frissons, ictère.

Le traitement varie en fonction de la gravité de l'angiocholite.

- Critères de gravité présents : antibiothérapie et CPRE et extraction des calculs en urgence puis cholécystectomie dans un deuxième temps.
- Critères de gravité absents : antibiothérapie (identique à celle de la cholécystite aiguë) puis soit « tout chirurgical », soit « mixte » (CPRE puis cholécystectomie).

27. Tumeurs du foie

Les tumeurs hépatiques peuvent être malignes (primitives ou secondaires) ou bénignes (certaines ayant un potentiel de dégénérescence).

Tumeurs hépatiques malignes primitives : le carcinome hépatocellulaire (CHC)

Les tumeurs hépatiques malignes primitives sont essentiellement représentées par le carcinome hépatocellulaire (CHC). Beaucoup plus rarement : cholangiocarcinome intrahépatique, hépatoblastome (surtout chez l'enfant).

Épidémiologie, facteurs de risque

En France : 5000 nouveaux cas par an. Taux de mortalité par CHC multiplié par quatre en vingt ans (en raison de l'augmentation du nombre de cirrhoses dues au virus de l'hépatite C).
Survient sur cirrhose dans 90 % des cas.

Histoire naturelle, pronostic du CHC

Le pronostic est fonction de facteurs liés :
- à la tumeur (taille, nombre, envahissement vasculaire);
- à la gravité de l'insuffisance hépatique et de l'hypertension portale (HTP) sous-jacente;
- aux comorbidités associées, comme la brocho-pneumopathie chronique obstructive (BPCO) ou les artériopathies en cas de cirrhose alcoolique survenant chez un patient alcoolo-tabagique.

Diagnostic

Actuellement, le diagnostic est essentiellement porté sur des critères radio-biologiques. Le CHC a comme caractéristique radiologique d'avoir une hypervascularisation artérielle suivie rapidement d'un lavage au temps veineux de la TDM ou de l'IRM. Il a aussi comme caractéristique de sécréter de l'AFP – qui, lorsqu'elle est très élevée, fait porter le diagnostic de CHC. Le diagnostic histologique par ponction-biopsie hépatique sous échographie ou TDM est donc rarement nécessaire.

Circonstances du diagnostic

- Majoritairement : dans le cadre du dépistage (échographie et dosage de l'alpha-fœto-protéine [AFP]) chez un cirrhotique.
- Moins fréquemment : lors d'une décompensation (ascite, hémorragie digestive…) d'une cirrhose jusque-là méconnue.

Dépistage du CHC chez le cirrhotique

Le dépistage a pour but chez le cirrhotique de faire un diagnostic précoce du CHC et ainsi d'instaurer un traitement à un stade peu avancé du CHC, ce qui améliore le pronostic de la maladie. Le dépistage est basé sur une échographie et un dosage de l'AFP tous les trois à six mois.

Traitement

Le traitement est décidé en réunion de concertation pluridisciplinaire et est fonction de la diffusion tumorale et de la gravité de la cirrhose.

Traitement à visée curative

Chirurgical : transplantation hépatique, résection, radiofréquence peropératoire.
Radiologique : destruction percutanée thermique (radiofréquence, micro-ondes, etc.) ou chimique (injection d'alcool absolu, d'acide acétique, etc.).

Traitement palliatif

Radiologique : chimioembolisation.

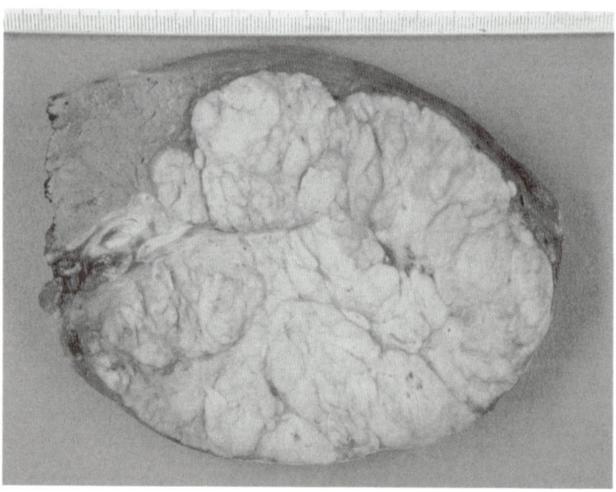

Aspect mascroscopique d'un carcinome hépatocellulaire.

Tumeurs hépatiques malignes secondaires

Ce sont les tumeurs malignes les plus fréquentes (70 % des cas). Les tumeurs primitives les plus souvent retrouvées sont les tumeurs digestives (côlon, pancréas, estomac), le poumon et le sein.

Leur découverte peut être :

- fortuite, à l'échographie;
- devant des perturbations biologiques : cholestase ictérique ou anictérique, augmentation des marqueurs tumoraux dans le cadre de la surveillance d'un cancer;
- suspectée sur des signes d'appel cliniques : douleurs de l'hypochondre droit, ictère.

Le diagnostic de métastase est évoqué sur les données de l'imagerie (nodule hypoéchogène avec collerette hyperéchogène, nodule hypodense ne se rehaussant que discrètement après injection de produit de contraste). La preuve histologique est nécessaire si le primitif n'est pas connu ou retrouvé.

Tumeurs hépatiques bénignes

Angiomes, hyperplasie nodulaire focale (HNF), adénome

Ces tumeurs ont des caractéristiques radiologiques qui font habituellement porter le diagnostic sans nécessité de biopsie hépatique.

Kystes et abcès du foie

Le kyste biliaire est très fréquent (4 % de la population). Il se présente sous la forme d'une image arrondie à paroi fine et régulière, avec un renforcement postérieur. Il est souvent de découverte fortuite et ne nécessite qu'exceptionnellement un traitement (lorsqu'il est compliqué d'une hémorragie surtout).

Algorithme pratique devant une image hépatique de découverte fortuite

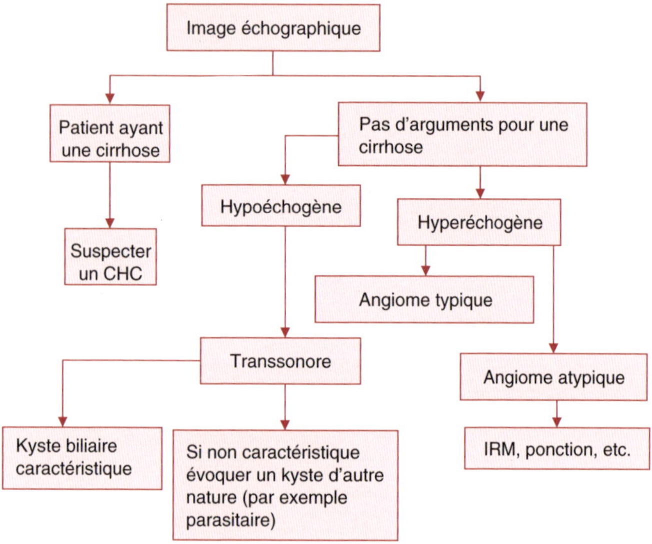

CHC : carcinome hépatocellulaire

28. Maladie alcoolique du foie

Les différentes lésions

L'intoxication alcoolique chronique peut être responsable de lésions hépatiques initialement réversibles (stéatose, hépatite alcoolique aiguë) puis irréversibles (fibrose et au stade ultime la cirrhose).

Les signes d'intoxication alcoolique

Intoxication alcoolique aiguë

- Faciès rouge.
- Agitation ou torpeur.
- Conjonctives rouges.

Intoxication alcoolique chronique

- Hypertrophie parotidienne bilatérale.
- Maladie de Dupuytren.

Syndrome de sevrage

- Signes adrénergiques de prédelirium tremens : agitation, tachycardie, sueurs, HTA.
- Hallucinations dans le cadre du delirium tremens.

La stéatose

Définition

C'est l'accumulation de graisses (essentiellement des triglycérides) dans les hépatocytes, visibles en histologie. La stéatose est la manifestation hépatique la plus fréquente et la plus précoce de la maladie alcoolique du foie.

Données cliniques

La stéatose pure est habituellement asymptomatique. Il existe parfois une hépatomégalie lisse, à bord inférieur mousse.

Examens complémentaires

À la biologie

- Augmentation de la gamma-glutamyl transpeptidase (γGT) (signe le plus fréquent), habituellement supérieure à 5 N.
- Aspartate aminotransférases (ASAT) élevées dans 85 % des cas, mais presque toujours inférieures à 5 N.
- L'albumine, la bilirubine, et le taux de prothrombine (TP) sont normaux.

À l'échographie

Le foie est de volume normal ou augmenté. Il est hyperéchogène, avec un aspect de «foie brillant», de manière homogène ou hétérogène. La sensibilité de l'échographie pour le diagnostic de stéatose est de 94 % et la spécificité de 84 %.

La ponction-biopsie hépatique (PBH)

Elle est rarement pratiquée. Elle apporte le diagnostic de certitude en montrant les dépôts de graisse.

Traitement

Après avoir éliminé d'autres complications en rapport avec l'intoxication alcoolique chronique (cancers épidémiologiquement associés tels que cancer ORL, artériopathies, etc.) :

- conseiller un sevrage alcoolique qui aboutit à une normalisation des signes cliniques, biologiques et histologiques en une à six semaines;
- prescrire une vitaminothérapie B pour prévenir les complications du sevrage.

L'hépatite alcoolique aiguë (HAA)

Définition

Elle est histologique, devant l'association de deux signes :

- souffrance hépatocytaire (ballonisation hépatocytaire et nécrose hépatocytaire);
- infiltrat à polynucléaires neutrophiles au voisinage des hépatocytes en souffrance.

Index de Maddrey de l'HAA

La gravité est évaluée par un indice pronostique : l'index de Maddrey. Cet indice sépare deux formes : mineure et majeure, aux pronostics et aux traitements radicalement différents.

L'index de Maddrey est calculé par la formule :
[(TP malade - TP témoin) × 4,6] + (bilirubine/17,6)
Le TP est exprimé en secondes (s) et la bilirubine en micromoles (μmol).
L'HAA est considérée comme grave :
- si l'indice de Maddrey est supérieur ou égal à 32, et/ou
- s'il existe une encéphalopathie.

Données cliniques, examens complémentaires, traitement

Les deux formes d'HAA

	HAA mineure	HAA majeure ou grave
Signes cliniques	Asymptomatique Parfois subictère Signes d'intoxication alcoolique aiguë et/ou chronique	Ictère Parfois encéphalopathie Signes d'HTP Signes d'intoxication alcoolique aiguë et/ou chronique Signes d'insuffisance hépatocellulaire
Signes biologiques	ASAT élevées γGT élevées TP normal	ASAT élevées γGT élevées TP souvent bas Hypoalbuminémie Bilirubine élevée
Pronostic	Bon. Guérison sans séquelles ou parfois une fibrose hépatique cicatricielle	Mauvais. Mortalité à 50 % à six mois
Traitement	Obtenir le sevrage Vitaminothérapie B	Instauration d'une corticothérapie systémique Sevrage alcoolique Vitaminothérapie B

29. Cirrhose et ses complications

Définition, anatomopathologie, physiopathologie

La cirrhose est définie par une atteinte diffuse du parenchyme hépatique caractérisée par une fibrose annulaire, avec des nodules de régénération et des modifications de la vascularisation. Elle peut être micronodulaire (nodules < 3 mm) ou macronodulaire (nodules > 3 mm).

À l'examen macroscopique, le foie peut être hypertrophique (pesant 2 à 3 kg) ou atrophique (pesant moins de 1 kg). La consistance du foie est dure avec une surface irrégulière.

Quelle que soit l'étiologie de la cirrhose, la caractéristique est un excès de fibrogenèse, (avec modification de la matrice extracellulaire qui devient fibreuse) et une insuffisance de dégradation (fibrolyse) de cette matrice.

Histoire naturelle, évolution histologique, conséquences

Progressivement, le parenchyme hépatique va disparaître, avec des zones de plus en plus étendues de fibrose, avec absence d'hépatocytes. Cette évolution histologique est la cause de l'aggravation de l'hypertension portale (HTP) (par la fibrose extensive) et de l'insuffisance hépatocellulaire (par manque de cellules hépatiques). Lorsque l'HTP sera trop sévère, une décompensation surviendra sur le mode d'une ascite ou d'une rupture de varices œsophagiennes.

Le foie remanié du cirrhotique est un état précancéreux, terrain du carcinome hépatocellulaire (CHC).

Étiologies

Principales causes de cirrhose en France

Étiologies	Proportion
Alcool	60 %
Hépatite C	20 %
Hépatite B	5 %
Hémochromatose génétique	2 %
Hépatite auto-immune	< 1 %
Cirrhose biliaire primitive	< 1 %
Médicamenteuse	< 1 %
Stéatohépatite non alcoolique (NASH)	< 1 %

Diagnostic de la cirrhose compensée

Principaux arguments pour le diagnostic de cirrhose

Les différents arguments	Détails
Signes cliniques d'insuffisance hépatocellulaire	Hépatomégalie dure à bord inférieur tranchant Angiomes stellaires > 5 Ictère Astérixis Érythrose palmaire Hypogonadisme
Signes d'hypertension portale	Splénomégalie Circulation veineuse collatérale abdominale
Signes biologiques	Baisse du TP avec baisse du facteur V Hypoalbuminémie Bloc bêta-gamma

▶

Les différents arguments	Détails
Signes échographiques	Foie à contours bosselés Augmentation du calibre de la veine porte Présence de veines collatérales porto-systémiques Splénomégalie Ascite débutante
Signes endoscopiques	Varices œsophagiennes Varices cardio-tubérositaires Gastropathie d'HTP

TP : taux de prothrombine

Les stades de sévérité de la cirrhose

Classification de Child-Pugh ***Stade A*** **: 5, 6.** ***Stade B*** **: 7, 8, 9.** ***Stade C*** **: 10 à 15**

	1 point	2 points	3 points
Encéphalopathie	Absente	Modérée	Invalidante
Ascite	Absente	Discrète	Modérée
Albumine	> 35 g/L	28–35 g/L	< 28 g/L
Bilirubine	< 35 µmol/L	35–60 µmol/L	> 60 µmol/L
TP	> 50 %	40–50 %	< 40 %

Prise en charge de la cirrhose non compliquée

La suppression de la cause à l'origine des lésions cirrhotiques (arrêt de la consommation d'alcool, de la réplication virale, etc.) peut améliorer considérablement la fibrose, et en tout cas arrêter son extension.

Dépistage du CHC : échographie hépatique et dosage de l'alpha-fœto-protéine (AFP) /six mois.

Dépistage des varices œsophagiennes (VO) (FOGD une fois par an) et traitement préventif de leur rupture si VO de grade II-III (bêtabloquants ou ligature).

Complications de la cirrhose et leurs traitements

La cirrhose est dite décompensée lorsqu'une complication survient.

Ascite

Complication la plus fréquente de la cirrhose.
Complication grave, avec une probabilité de survie d'une cirrhose avec ascite autour de 50 % à deux ans.
Traitement préventif : il n'y a pas de traitement préventif d'une première décompensation ascitique.
Traitement de la première poussée d'ascite : détaillé dans la fiche n° 5 (Ascite). Le but est d'obtenir une qualité de vie acceptable et de prévenir les complications (infection du liquide, notamment).

Ascite réfractaire

Voir fiche n° 5.
Le traitement est fonction de la gravité de la cirrhose et du terrain. Il va des ponctions évacuatrices itératives au shunt porto-cave par voie transjugulaire (TIPS) voire à la transplantation hépatique (TH).

Encéphalopathie hépatique (EH)

Définie comme l'ensemble des modifications neuropsychiatriques survenant au cours d'une maladie hépatique (chronique ou aiguë), donc sans lésion cérébrale organique.

Classification de l'encéphalopathie hépatique

Stade I	Inversion du rythme jour/nuit Astérixis* Absence de troubles de la conscience
Stade II	Confusion mentale Astérixis toujours présent
Stade III	Coma hépatique

Le traitement préventif est basé sur l'interdiction des sédatifs (benzodiazépines par exemple), et l'administration systématique lors de l'hémorragie digestive de lactulose, *per os* ou en lavement.
Le traitement spécifique est celui de la cause de la décompensation (par exemple infection), associé aux disaccharides non absorbables de synthèse comme le lactulose (*Duphalac*).

*Mouvements saccadés et brusques de la main.

Hémorragie digestive

Voir fiche n° 10.
Seconde cause de mortalité chez le cirrhotique.
En rapport avec une rupture de VO dans 70 % des cas.

Syndrome hépatorénal (SHR)

Insuffisance rénale fonctionnelle souvent déclenchée par un ou plusieurs facteurs précipitants (infection, hémorragie digestive, etc.). Le SHR est le témoin d'une HTP sévère, et est de très mauvais pronostic.
Le traitement préventif est l'éviction de toute prise de produit néphrotoxique en cas de cirrhose.
Le traitement d'attente est la terlipressine (*Glypressine*) associée à une expansion volémique par de l'albumine, ou encore le TIPS.
Le traitement curatif est la TH.

Infections du liquide d'ascite (ILA)

Le diagnostic est porté à la ponction d'ascite, devant un nombre de polynucléaires neutrophiles supérieur ou égal à 250/mm^3 et/ou présence d'un germe à l'examen direct et/ou à l'asciculture.
Le traitement préventif est l'antibioprophylaxie primaire chez tout cirrhotique avec ascite et un taux de protides dans l'ascite inférieur à 10 g/l.

Carcinome hépatocellulaire (CHC)

Voir fiche n° 26 (Tumeurs du foie).

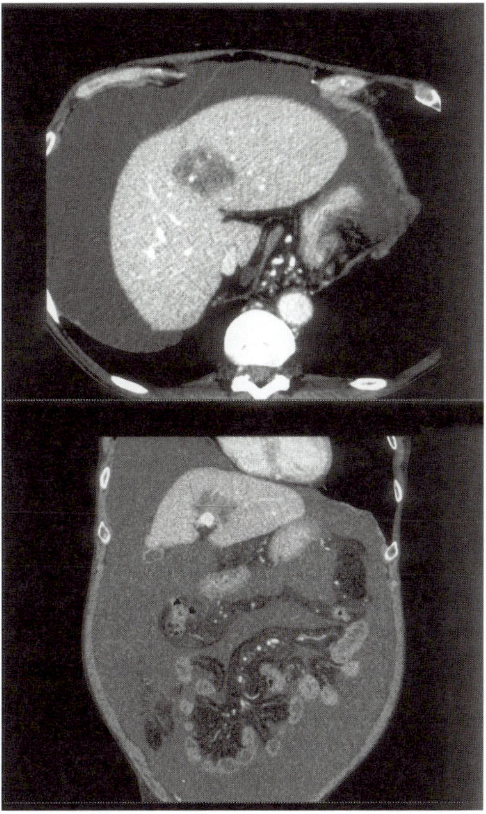

TDM : ascite, tumeur du foie primitive (carcinome hépatocellulaire) chez un cirrhotique.

Indications de la transplantation hépatique (TH)

La TH est à envisager chez le cirrhotique lorsque le pronostic vital paraît menacé dans un délai d'un à deux ans.

La TH est surtout pratiquée chez les patients Child-Pugh C, ou à un stade plus précoce (Child-Pugh A ou B) en cas d'antécédents d'ILA, d'épisodes d'encéphalopathies spontanées, de petit CHC, de SHR.

30. Hépatites virales

Généralités

Circonstances de diagnostic

- Hépatite aiguë symptomatique.
- Hépatite fulminante ou subfulminante.
- Anomalies biologiques hépatiques chez un sujet symptomatique ou asymptomatique.
- Au stade de cirrhose compensée ou décompensée.
- Dans le cadre d'un dépistage systématique (don de sang par exemple).

Les différents virus « classiques » ou alphabétiques A, B, C, D, E

Caractéristiques des virus « alphabétiques »

	Hépatite aiguë	Hépatite fulminante	Hépatite chronique	Incubation (moyenne)	Mode de contamination
HAV	+++	0,01 %	0 %	15 à 50 j (*30 j*)	Orofécale
HBV	+++	0,1 %	8 %	20 à 180 j (*70 j*)	Parentérale, sexuelle, périnatale
HCV	+	< 0,1 %	70 %	14 à 180 j (*50 j*)	Parentérale
HDV	+	5 %	2 % si co-infection 98 % si surinfection	Fonction de HBV	Parentérale, sexuelle, périnatale
HEV	++	5 %	Exceptionnel, uniquement si immunodéprimé	14 à 60 j (*40 j*)	Orofécale

HAV, HBV, HCV, HDV et HEV : virus de l'hépatite A, B, C, D et E

Les virus non alphabétiques

Ce sont essentiellement le virus d'Epstein-Barr (EBV), le cytomégalovirus (CMV) et les herpes simplex virus 1 et 2 (HSV1 et HSV2).

Hépatites virales aiguës

Hépatite virale aiguë non grave

Dans 90 % des cas les hépatites virales aiguës sont totalement asymptomatiques.

La forme clinique symptomatique est typiquement dite « forme ictérique » et composée de trois étapes :

- préictérique (de quatre à dix jours) avec syndrome pseudogrippal, parfois urticaire et arthralgies ;
- ictérique avec urines foncées et selles décolorées ;
- résolutive avec disparition progressive de l'ictère en 15 à 40 jours.

Traitement spécifique uniquement en cas d'hépatite C aiguë : interféron alpha (IFN-alpha) associé à la ribavirine. Pour les autres virus : pas de traitement spécifique.

Hépatite virale aiguë grave

Toutes les hépatites aiguës (virales ou non) peuvent potentiellement être à l'origine d'hépatites virales graves.

La prise en charge s'effectue dans un service spécialisé, avec parfois nécessité, en cas d'hépatite fulminante, d'une transplantation hépatique.

Diagnostic biologique d'une hépatite aiguë, guérison

Type d'hépatite	Diagnostic	Critères de guérison
Hépatite aiguë HAV	IgM anti-HAV	IgG anti-HAV
Hépatite aiguë HBV	IgM anti-HBc, Ag HBs, ADN HBV	Ac anti-HBs
Hépatite aiguë HCV	PCR HCV positive	PCR HCV négative
Hépatite aiguë D co-infection	IgM anti-HBc, Ag HBs, IgM anti-HDV	Ac anti-HBs

pathologies

Type d'hépatite	Diagnostic	Critères de guérison
Hépatite aiguë HDV surinfection	Ag HBs, IgM anti-HDV	Ac anti-HBs
Hépatite aiguë HEV	IgM anti-HEV	IgG anti-HEV

Ac : anticorps, Ag : antigène, HBs/HBc : antigènes de HBV (HBs : antigène de surface, HBc : antigène profond), IgG/IgM : immunoglobuline G/M, PCR : polymerase chain reaction

Hépatites virales chroniques

Habituellement asymptomatiques, sauf au stade de cirrhose décompensée (ascite).
La biologie se caractérise par une élévation fluctuante des transaminases.
Les lésions histologiques sont d'intensités variables allant de la simple inflammation à la cirrhose.

Hépatite virale B

Épidémiologie : deux milliards de personnes ont été en contact avec le HBV, et 400 000 personnes en sont porteurs chroniques.
Dans les pays de forte endémie, la contamination survient durant la période néonatale et la petite enfance. Dans les pays de faible endémie (France, Europe…), la contamination survient durant l'adolescence ou l'âge adulte (par voie sexuelle ou sanguine).

Caractéristiques sérologiques des hépatites virales chroniques B

	Ag HBs	ADN HBV	Ac anti-HBe	Ag HBe	ADN HBV
Virus sauvage	+	+	–	+	+
Virus mutant préC	+	+	+	–	+
Portage chronique inactif	+	–	+	–	+ à un taux faible

HBe : antigène profond de HBV

Le traitement est à envisager en priorité chez les patients ayant une réplication virale, et des lésions histologiques sévères (au moins F2).

En France, cinq médicaments ont l'autorisation de mise sur le marché (AMM) pour le traitement de l'hépatite chronique B en première ligne. Leur choix est affaire de spécialiste.

Les différents traitements disponibles pour l'hépatite chronique virale B

Traitement	Interféron alpha pégylé (*Pegasys*)	Lamivudine (*Zeffix*)	Adéfovir dipivoxil (*Hepsera*)	Entécavir (*Baraclude*)	Telbivudine (*Sebivo*)
Durée du traitement	Courte	Longue	Longue	Longue	Longue
Apparition de mutations virales	Pas d'apparition de mutant viral YMDD	Apparition de virus mutant résistant à la lamivudine	Pas d'apparition de mutant viral YMDD	Peu de mutants de résistance	Peu de mutants de résistance
Efficacité contre les mutants YMDD	Efficace contre les mutants YMDD	Par définition inefficace contre les mutants YMDD	Efficace contre les mutants YMDD	Efficace contre les mutants YMDD	Efficace contre les mutants YMDD
Contre-indications	Beaucoup de contre-indications	Peu de contre-indications	Peu de contre-indications	Peu de contre-indications	Peu de contre-indications
Tolérance	Variable	Très bonne	Très bonne	Très bonne	Très bonne
Coût	Faible	Moyen	Élevé	Élevé	Élevé

Hépatite virale C

Épidémiologie : 750 000 Français sont contaminés par le HCV. Nombre de décès annuels : 4 000.

Histoire naturelle. Après hépatite aiguë :

- 30 % de guérison;
- 70 % de passage à la chronicité.

Après passage à la chronicité, les chances de guérison spontanée sont nulles. Chez les porteurs chroniques du HCV, après une durée médiane de trente ans :

- survenue de 6 à 10 % de cirrhose par an;
- survenue de 4 % de carcinome hépatocellulaire (CHC) par an.

Situations à risque de sérologie positive pour le HCV

Situations à fort risque de sérologie positive pour le HCV (> 2 %)	Situations à risque plus faible de sérologie positive pour le HCV (< 2 %)
Antécédents de transfusion avant 1992 Antécédents d'hémodialyse avant 1992 Antécédents d'intervention chirurgicale avant 1992 Antécédents d'accouchement compliqué avant 1992 Usagers de drogue Infection déjà connue pour le VIH Infection connue pour le HBV Enfants nés de mère séropositive pour le HCV	Tatouage Piercing Acupuncture Entourage de sujets HCV+ Augmentation chronique inexpliquée des transaminases Antécédent d'incarcération Antécédents de soins médicaux dans des pays à forte prévalence de HCV

Le dépistage est légalement obligatoire pour : dons du sang, dons de sperme, fécondation in vitro, dons d'organes.

Les principaux facteurs prédictifs de bonne réponse au traitement sont :

- génotype non 1 ;
- charge virale préthérapeutique basse;
- absence de fibrose extensive ou de cirrhose;
- adhérence au traitement;
- pas de co-infection VIH et/ou HBV.

Traitement préventif des hépatites virales

Hépatite A

Vaccination (*Havrix*) des populations à risque (entourage des patients ayant une hépatite A, personnel des collectivités et des stations d'épuration d'eaux usées, voyageurs dans les régions d'endémie). Une injection puis rappel à six mois, puis rappel à dix ans.

Hépatite B

Vaccinations (*Engérix*, *Genhevac B*) : deux injections à un mois d'intervalle puis rappel à six mois. Rappel à cinq ans dans les populations à risque. En France la vaccination « universelle » est conseillée.

Immunisation passive (IgG anti-HBs), notamment :

- après piqûre accidentelle chez un sujet non vacciné ;
- chez le nouveau-né d'une mère Ag HBs+ ;
- chez le sujet subissant une transplantation hépatique pour cirrhose virale B.

Hépatite C

Pas de vaccin, ni d'immunoglobulines spécifiques disponibles.

Conduite à tenir IDE

Démarche infirmière face à un malade ayant une hépatite chronique virale B

Expliquer la maladie

Expliquer les précautions à prendre dans la vie quotidienne
Mesures vis-à-vis de l'entourage

- Le mode de vie doit rester le plus proche possible de la normale.
- La grossesse ne se complique d'aucune fœtopathie ni embryopathie. Cependant il existe un risque de transmission à l'enfant (voir plus haut).
- Il faut faire un dépistage, par une sérologie virale B, aux membres de l'entourage afin de voir s'ils sont porteurs du HBV.
- Les mesures d'hygiène à appliquer sont celles visant à éviter une contamination sanguine (pas de prêt de brosse à dents, de rasoir, de coupe-ongles, etc.) et/ou sexuelle (préservatifs).

Expliquer les différents traitements possibles

Il faut expliquer au patient les différents traitements possibles, avec :

- leurs avantages et leurs inconvénients ;
- les critères d'efficacité ;
- l'efficacité inconstante de ces traitements (au mieux 30 % de guérison).

Expliquer la nécessité du suivi, même en l'absence de traitement, pour dépister une complication (progression de la fibrose, apparition d'un cancer du foie, etc.).

Démarche infirmière face à un malade ayant une hépatite chronique virale C

Expliquer la maladie

Expliquer les précautions à prendre dans la vie quotidienne
Mesures vis-à-vis de l'entourage

- Le mode de vie doit rester le plus proche possible de la normale.

▶

Conduite à tenir IDE

- La grossesse ne se complique d'aucune fœtopathie ni embryopathie. Cependant il existe un risque de transmission à l'enfant, fonction surtout de la charge virale lors de la grossesse.
- Les mesures d'hygiène à appliquer sont celles visant à éviter une contamination sanguine (pas de prêt de brosse à dents, de rasoir, de coupe-ongles, etc.). La contamination par voie sexuelle est exceptionnelle.

Expliquer le traitement possible

Il faut expliquer au patient que le seul traitement disponible est la bithérapie interféron pégylé et ribavirine, avec des effets secondaires souvent importants, amenant à une interruption du traitement dans 20 % des cas.

Expliquer la nécessité du suivi, même en l'absence de traitement, pour dépister une complication (progression de la fibrose, apparition d'un cancer du foie, etc.).

31. Appendicite aiguë de l'enfant et de l'adulte

Définition, physiopathologie, épidémiologie

L'appendicite aiguë est l'inflammation aiguë de l'appendice. L'obstruction de l'appendice (par une hyperplasie lymphoïde, un stercolithe) favorise la pullulation microbienne endoluminale, avec diffusion secondaire dans la paroi appendiculaire.
En France, près de 300 000 appendicectomies sont pratiquées chaque année.

Forme typique du grand enfant (5–15 ans)

Données cliniques

Douleurs de topographie initialement épigastrique ou périombilicale, s'entendant progressivement vers la fosse iliaque droite.
Signes associés : vomissements dans 70 % des cas, fièvre modérée (38,5 °C) ou absente.
Douleur provoquée et défense en fosse iliaque droite. Pas de contracture abdominale.
Toucher rectal : douleur à droite.
Signes négatifs : orifices herniaires libres, bandelette urinaire négative, absence de masse abdominale ou pelvienne.

Données paracliniques

Le diagnostic clinique peut conduire à des appendicectomies inutiles.
La TDM a une très bonne performance diagnostique. Elle est actuellement quasi systématique. Elle montre alors un appendice de plus de 6 mm de diamètre externe, élimine les diagnostics différentiels, recherche les complications (par exemple abcès).
Les examens biologiques ont un intérêt limité : hyperleucocytose à polynucléaires neutrophiles, élévation de la protéine C-réactive (CRP).

Diagnostic différentiel

Ils sont nombreux (maladie de Crohn, salpingite, pathologies annexielles, etc.), ce qui explique le nombre élevé d'appendicectomie « à appendice normal », et donc l'intérêt de plus en plus prononcé de la TDM.

Complications

- Abcès périappendiculaire ou péritonite localisée.
- Péritonite généralisée, d'emblée ou après rupture d'un abcès.

Formes selon la topographie

Appendicite rétrocœcale : douleur initiale plus haut située et plus postérieure.
Appendicite pelvienne : douleur basse et médiane. Pollakiurie et douleurs mictionnelles.
Appendicite mésocœliaque : tableau d'occlusion avec de la fièvre.
Appendicite sous-hépatique : douleurs de l'hypochondre droit mimant une cholécystite aiguë.

Formes selon le terrain

Nourrisson : en raison de la difficulté diagnostique, et de la rareté avant 2 ans (2 % de toutes les appendicites), découverte fréquemment au stade de péritonite.
Sujet âgé : présentation possible sous la forme d'une occlusion, d'une tumeur de la fosse iliaque droite.
Femme enceinte : le diagnostic peut être celui d'une pyélonéphrite droite. L'examen clinique est gêné par l'utérus.

Traitement

Il est chirurgical :
- au mieux par voie cœlioscopique ;
- à défaut par laparotomie (voie de Mc Burney) : exérèse de l'appendice, systématiquement envoyé en anatomopathologie.

En préopératoire : une seule injection d'antibiotiques au moment de l'induction anesthésique.

32. Diverticulose colique et sigmoïdite

Définitions

Diverticule colique : hernie de la muqueuse colique qui fait issue à travers la musculeuse.
La diverticulose est une anomalie anatomique qui se définit par la présence de plusieurs diverticules sur le côlon.
Diverticulite : inflammation et/ou infection d'un diverticule du côlon.

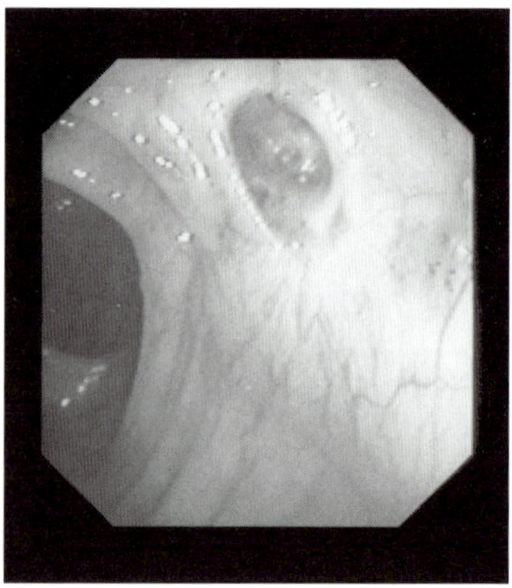

Diverticule du côlon.

Épidémiologie, localisation, histoire naturelle de la diverticulose

Anomalie dont la fréquence augmente avec l'âge (30 % de la population de moins de 60 ans, plus de 50 % chez les plus de 60 ans).
Siège : sigmoïde dans 80 % des cas, tout le cadre colique dans 10 % des cas.

Le risque de développer une diverticulite est de 10 % à cinq ans. Le risque de récidive après une première poussée de sigmoïdite est de 50 % dans les deux années.

La mortalité n'est pas négligeable :

- sigmoïdites : 4 %;
- abcès périsigmoïdiens : 10 %;
- péritonites purulentes : 25 %;
- péritonites stercorales : 50 %.

La diverticulose non compliquée

Est le plus souvent asymptomatique. Les douleurs abdominales, les troubles du transit sont à attribuer à des troubles fonctionnels intestinaux. Cependant, il ne faut pas passer à côté d'une pathologie de voisinage (gynécologique, urinaire) ou colique (surtout cancer).

Traitement uniquement chez le patient symptomatique : régime alimentaire enrichi en fibres végétales si constipation.

Sigmoïdite aiguë diverticulaire simple

La sigmoïdite est révélatrice de la présence de diverticules coliques dans 80 % des cas.

Il faut séparer la diverticulite simple et la diverticulite compliquée.

Le tableau clinique classique est celui d'«appendicite aiguë à gauche».

Diagnostic

Le diagnostic est radiologique (non clinique) par une TDM en coupes fines, avec opacification digestive et vasculaire. Le lavement baryté est désuet.

Apports de la TDM dans la diverticulite

Diagnostic	Montre : • le ou les diverticules • un épaississement de la paroi du sigmoïde et de la racine du mésocôlon • une inflammation de la graisse péricolique
Recherche des complications	Pneumopéritoine Fistule avec fuite de produit de contraste Abcès périsigmoïdien

▶

Diagnostic Classe les diverticulites	Montre : *Forme modérée* (ou simple) : épaississement de la paroi sigmoïdienne localisé, associé à une densification de l'espace péricolique *Forme sévère* (ou compliquée) : associe aux signes de la diverticulite modérée la présence d'abcès ou d'air dans la graisse péricolique en cas de perforation.
Élimine les diagnostics différentiels	Pathologies annexielles Pathologies des voies urinaires

Traitement

- Antalgiques, glace sur le ventre.
- Antibiotiques (amoxicilline-acide clavulanique ou ciprofloxacine-métronidazole) pendant huit jours.
- Surveillance avec évaluation régulière de l'efficacité du traitement : baisse de l'intensité des douleurs et de la fièvre à la 48e heure. Si ce n'est pas le cas : échec du traitement, devant faire rechercher une complication.

La coloscopie est inutile et dangereuse en urgence (risque de perforation). Elle est à effectuer deux à trois mois après l'épisode aigu, pour éliminer un cancer du côlon.

Les formes sévères de diverticulite

Pathologies	Traitement
Abcès périsigmoïdien	Association d'une antibiothérapie et d'un drainage (par voie radiologique, plus rarement chirurgicale)
Péritonite généralisée	Réanimation et chirurgie
Hémorragie	Traitement endoscopique : hémoclip et/ou injection d'adrénaline
Sténose sigmoïdienne cicatricielle	Traitement endoscopique (dilatation) ou chirurgical (résection)
Fistule colovésicale	Chirurgie

Traitement chirurgical à froid

C'est la résection sigmoïdo-iliaque avec résection de la charnière rectosigmoïdienne et anastomose colorectale en un temps.

Algorithme thérapeutique

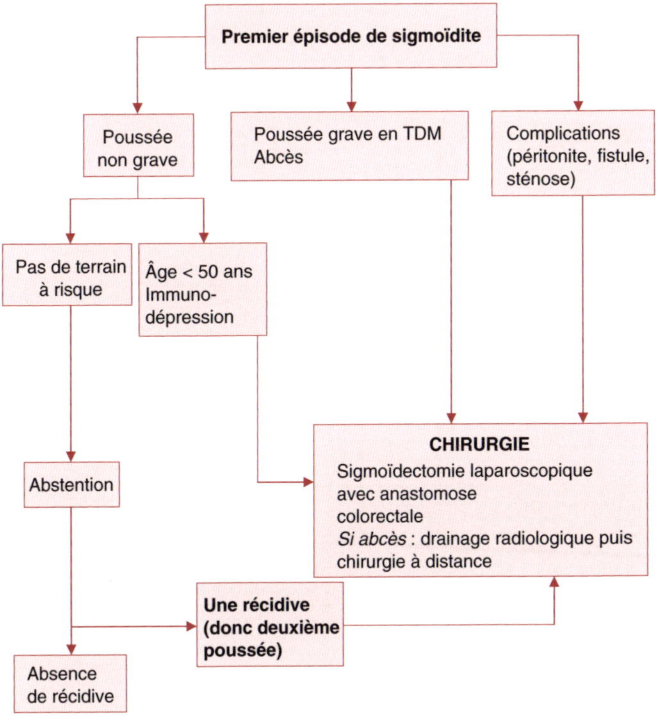

33. Péritonite aiguë

Définition, étiologies

La péritonite aiguë est l'infection ou l'inflammation aiguë généralisée du péritoine.

Étiologies	Fréquence	Particularités
Péritonite appendiculaire	++	Douleur initiale en fosse iliaque droite
Péritonite colique	+	Pronostic très sévère si péritonite stercorale
Péritonite gynécologique	++	Habituellement initialement pelvipéritonite négligée. Pertes fétides. Douleur à la mobilisation du corps de l'utérus
Péritonite ulcéreuse gastroduodénale	+	Antécédents ulcéreux. Pneumopéritoine visible dans 75 % des cas
Péritonite après traitement instrumental	++	Du grêle ou du côlon en peropératoire. Colique après polypectomie endoscopique

Diagnostic

Le syndrome péritonéal typique

Douleurs abdominales intenses (dont la localisation initiale peut avoir une valeur pour orienter vers l'étiologie).
Association fréquente à des vomissements par iléus paralytique.
Arrêt du transit, contemporain de la douleur ou plus tardive.
Signes généraux d'emblée importants : fièvre très élevée (39,5 ou 40 °C), tachycardie, dyspnée. Rapidement peut s'installer un choc septique avec défaillance multiviscérale.
À l'examen : le signe majeur est la contracture de la paroi abdominale, douloureuse, invincible, permanente, diffuse (parfois prédominante du

côté de la lésion). Aux touchers pelviens : douleur au niveau du cul-de-sac de Douglas.

Les autres formes cliniques de péritonite

Péritonite postopératoire : rare et grave. En rapport avec une désunion anastomotique. Diagnostic difficile et souvent tardif.
Péritonite localisée : par limitation du foyer infectieux initial par le grand épiploon. L'évolution se fait vers la formation d'un abcès (du cul-de-sac de Douglas ou sous-phrénique dans le contexte postopératoire).
Péritonite asthénique : surtout chez le sujet âgé et/ou immunodéprimé. Absence de contracture, qui peut retarder le diagnostic et aggraver le pronostic.

Pronostic

La mortalité globale est de 25 %. Le pronostic est fonction :
- du terrain (tares par exemple);
- de l'origine de la péritonite :
  - 4 % pour les péritonites appendiculaires,
  - 30 % pour les péritonites coliques,
  - 60 % pour les péritonites postopératoires;
- d'un éventuel retard à la prise en charge (souvent le cas des péritonites postopératoires).

Examens complémentaires

- Abdomen sans préparation (ASP) : recherche d'un pneumopéritoine.
- TDM : épanchement liquidien intrapéritonéal, pneumopéritoine, parfois localisation de la maladie primitive (par exemple appendice).

Traitement

Non spécifique

- Antibiothérapie probabiliste à large spectre, fonction de l'étiologie suspectée.
- Correction des désordres hydroélectrolytiques et des défaillances viscérales.
- Nutrition parentérale pour répondre à l'état hypercatabolique.

Spécifique

- Laparotomie ou laparoscopie.
- Exploration de la cavité abdominale.
- Large et minutieuse toilette péritonéale.
- Traitement des lésions en cause sans effectuer de suture-anastomose (la seule exception étant l'ulcère gastroduodénal), mais une résection sans anastomose avec stomie, ou une résection avec anastomose protégée.
- Drainage de la cavité péritonéale : avec essentiellement un sac de Mikulicz à l'étage sous-mésocolique.

34. Syndrome occlusif

Définition, épidémiologie

Défini comme l'interruption partielle ou totale du transit intestinal. L'occlusion peut être due à un obstacle (occlusion dite mécanique) ou à une paralysie (occlusion dite fonctionnelle). L'occlusion mécanique peut être due à un phénomène de strangulation (par exemple : bride, volvulus) ou à un phénomène d'obstruction de la lumière (par exemple : cancer du côlon).

Incidence annuelle : 40/100 000 habitants, essentiellement chez le sujet âgé.

En cause dans 7 % des douleurs abdominales aiguës consultant à l'hôpital.

Mortalité globale : 12 % (occlusion du grêle 5 %, occlusion du côlon 20 %).

Étiologies

- Brides et adhérences : 32 %.
- Tumeurs malignes (rarement bénignes) : 26 %.
- Hernies (inguinale, crurale, rarement ombilicale) étranglées : 25 %.
- Diminution du péristaltisme intestinal : 10 %.

Histoire naturelle

Il se produit :
- une accumulation de liquide et de gaz en amont de l'obstacle ;
- une distension des organes creux ;
- un œdème pariétal ;
- une hypovolémie par troisième secteur (vomissements) ;
- une pullulation bactérienne dans le liquide de stase ;
- une translocation bactérienne ;
- un choc septique ;
- parfois péritonite par perforation diastatique colique ;
- décès.

Diagnostic

Orientation diagnostique

Diagnostic d'occlusion

Triade classique :
- douleur abdominale : souvent diffuse, parfois paroxystique ;
- vomissements : ne soulageant la douleur que dans 1/3 des cas. Très évocateurs lorsque fécaloïdes (mais très tardifs) ;
- troubles du transit : arrêt des gaz constant. Arrêt des matières aléatoire.

Les signes de gravité

Signes cliniques

- Terrain : sujet âgé, présence de tares viscérales.
- Fièvre : suggérant une nécrose intestinale et/ou une péritonite.
- Choc hypovolémique ou septique.
- Vomissements fécaloïdes : suggérant une occlusion vue à un stade tardif.
- Défense : suggérant une nécrose intestinale.
- Contracture : suggérant une péritonite.

Signes biologiques

- Acidose métabolique.
- Insuffisance rénale.

Signes radiologiques

- Abdomen sans préparation (ASP) : diamètre du cæcum > 12 mm (en cas d'occlusion colique) avec risque de perforation diastatique.
- TDM : signes de souffrance de la paroi digestive.

Diagnostic de siège

Suspectée par la clinique et confirmée par l'ASP et surtout la TDM.

Diagnostic étiologique

Orientation étiologique devant occlusion intestinale

Signes d'appel	Étiologie à évoquer
Âge > 60 ans	Première cause : cancer du côlon
Antécédents de chirurgie abdominale	Occlusion sur bride
Notion de maladie de Crohn	Sténose iléale
Amaigrissement récent	Cancer du côlon
Antécédents de poussées de sigmoïdite	Sténose sigmoïdienne séquellaire
Hernie pariétale	Étranglement herniaire

Sièges et étiologies des occlusions organiques

Siège	Grêle	
Clinique	Douleurs violentes Vomissements précoces Arrêt des matières et des gaz tardif Météorisme central et modéré	
ASP	Niveaux hydroaériques centraux plus larges que hauts, multiples	
Mécanisme	Strangulation	Obstruction
	Brides +++ Hernie étranglée ++	Iléus biliaire Maladie de Crohn Tumeur (lymphome, adénocarcinome) Carcinose péritonéale

Siège	Côlon	
Clinique	Douleurs modérées (sauf volvulus) Vomissements tardifs Arrêt des matières et des gaz moins tardif Météorisme périphérique et important	
ASP	Niveaux hydroaériques centraux plus hauts que larges, peu nombreux	
Mécanisme	Strangulation	Obstruction
	Volvulus du côlon sigmoïde	Cancer du côlon +++ Sigmoïdite Carcinose péritonéale Fécalome +

Moyens du diagnostic

ASP : voir plus haut.

La TDM est devenue l'examen de référence. Elle précise :

- le siège (par exemple : zone grêle plat-grêle dilaté);
- la nature de l'obstacle;
- recherche une complication (par exemple : péritonite, ischémie du grêle, etc.).

Lavement colique aux hydrosolubles (jamais baryté en raison du risque grave de barytopéritoine) : parfois utile pour les occlusions coliques, notamment pour les volvulus du sigmoïde (arrêt en bac d'oiseau du produit opaque).

Coloscopie : uniquement indiquée si une cause d'origine colique traitable par voie endoscopique est suspectée (volvulus du sigmoïde, coloexsufflation). Jamais de préparation par polyoxyéthylène-glycol (PEG).

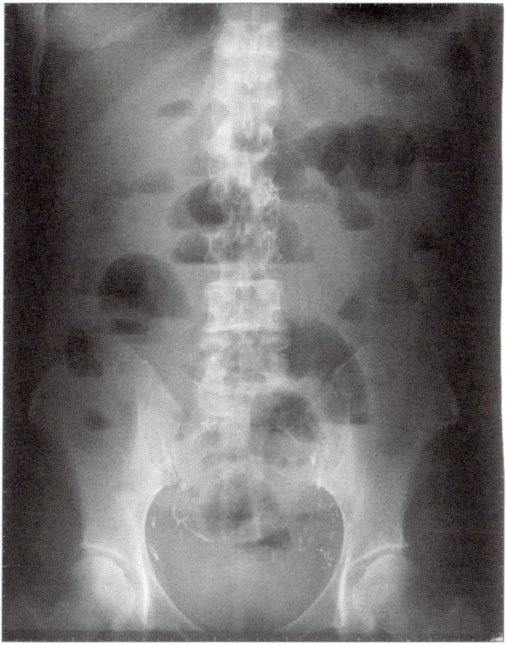

ASP debout. Niveaux hydroaériques sur l'intestin grêle. Occlusion du grêle.

Traitement

En fonction de l'étiologie

Le traitement est chirurgical, médical, endoscopique ou radiologie, ou par une association de ces traitements.

Volvulus du sigmoïde

- En l'absence de signes de gravité : tentative de détorsion endoscopique.
- *Si échec ou signes de gravité* : chirurgie.

Sténose iléale de maladie de Crohn

- Corticothérapie.
- *Si échec* : dilatation endoscopique.
- *Si échec* : chirurgie.

Cancer du sigmoïde

- Mise en place d'une prothèse par voie endoscopique.
- Puis chirurgie en un temps opératoire.

Occlusion du grêle sur bride

- Urgence chirurgicale : section de la bride, et résection ou non de l'anse strangulée (fonction de la vitalité). Parfois, le traitement médical (aspiration) est suffisant.

Syndrome d'Ogilvie

- Correction des facteurs favorisants et néostigmine.
- Traitement préventif par PEG.
- *Si échec* : coloexsufflation.
- *Si échec* : chirurgie.

Fécalome

- Lavement évacuateur et/ou extraction manuelle.
- Instaurer un traitement préventif.

Conduite à tenir IDE

- Hospitalisation dans un secteur de surveillance médico-chirurgicale.
- Patient à jeun. Lui expliquer que son tube digestif est « occlus » ou « bouché ».
- Effectuer systématique le bilan, comprenant au minimum : NFS, ionogramme sanguin, urée, créatinine, bilan de coagulation, groupe-Rhésus RAI, ECG, radio de thorax.
- Mise en place d'une ou de plusieurs voies veineuses de bon calibre.
- Rééquilibration hydroélectrolytique par voie veineuse selon l'hydratation prescrite. Faire attention à compenser le volume aspiré par la sonde nasogastrique selon les prescriptions.
- Antalgiques par voie veineuse.
- Sonde d'aspiration digestive haute (lutte contre la distension abdominale, diminution du risque d'inhalation bronchique, visée antalgique). En pratique, régler la dépression selon la prescription (– 20 à – 40 cm H_2O). Noter la quantité et l'aspect de liquide gastrique ramené par la sonde.
- Effectuer une courbe de diurèse.
- Demander en urgence une consultation d'anesthésie.
- Veiller à faire porter l'indication opératoire avant que le tube digestif ne souffre de manière irréversible.

PARTIE 3

Examens complémentaires

35. Fibroscopie œso-gastro-duodénale (FOGD)

Conditions de réalisation

La FOGD doit être pratiquée :

- patient à jeun depuis au moins 6 h;
- après avoir retiré d'éventuelles prothèses dentaires;
- en décubitus latéral gauche, avec introduction de l'appareil toujours sous contrôle de la vue.

Si une anesthésie locale a été pratiquée, le patient ne peut ni s'alimenter ni boire pendant 45 min (prévention de l'inhalation bronchique).

Contre-indications

Elles sont rares.

- Troubles de la conscience (risque d'inhalation, qui doit être prévenue par une intubation systématique en cas de troubles de la vigilance).
- Diverticule de Zenker (contre-indication relative), qui expose au risque de perforation diverticulaire. L'examen doit être réalisé sous contrôle de la vue par un opérateur entraîné.
- Suspicion de perforation œsophagienne, gastrique ou duodénale, l'insufflation pouvant élargir l'orifice.

36. Coloscopie

Conditions de réalisation

La réalisation d'une coloscopie nécessite une préparation parfaite du côlon. Celle-ci est indispensable pour une précision diagnostique et une sécurité maximales.

Cette préparation repose le plus souvent sur l'administration orale de 4 L de polyoxyéthylène-glycol 4000 (PEG 4000).

La coloscopie se pratique sous neuroleptanalgésie.

L'introduction du tube se fait en décubitus dorsal ou latéral gauche, la progression du coloscope se faisant sous contrôle de la vue.

Durant l'examen, il faut prendre des précautions maximales en évitant d'insuffler de manière excessive et en progressant prudemment (éviter la formation de boucle et/ou les réduire).

Contre-indications

Elles sont rares. Il s'agit essentiellement de la poussée récente de sigmoïdite aiguë.

Complications

Des complications peuvent se rencontrer lors des coloscopies :

- coloscopies diagnostiques : perforation (le plus souvent au niveau de la jonction recto-sigmoïdienne ou de la boucle du côlon sigmoïde) ;
- coloscopies thérapeutiques (polypectomies) : perforation, hémorragie.

Perspectives

Le colo-scanner, exposant à moins de risques – risques anesthésiques (se fait sans anesthésie) et de perforation –, et avec des performances diagnostiques tout à fait acceptables, pourrait remplacer les coloscopies diagnostiques.

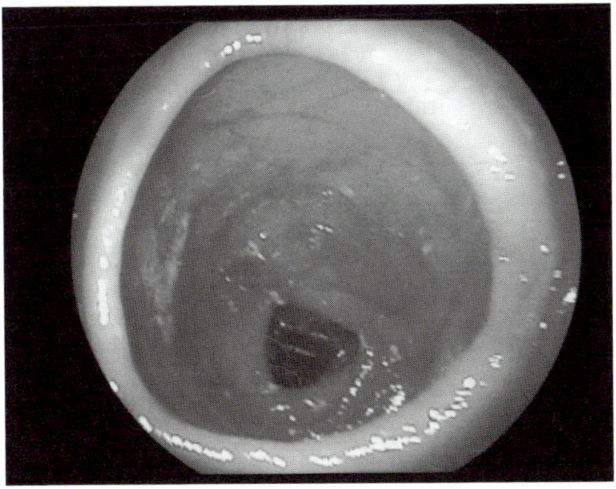

Aspect normal du côlon transverse en coloscopie.

37. Vidéocapsule endoscopique

Principes

La vidéocapsule endoscopique est une caméra miniaturisée de 26 mm de longueur et de 11 mm de diamètre composée d'une source de lumière (quatre diodes lumineuses) autour d'un objectif et d'un dispositif électronique d'acquisition et de transmission des signaux. La capsule enregistre deux images par seconde. Après ingestion de la vidéocapsule un boîtier enregistre les images vidéo en donnant le siège approximatif de la capsule par triangulation par rapport à la position des antennes recevant les signaux les plus intenses.

Indications actuelles

La seule indication indiscutable sont les saignements digestifs inexpliqués (méléna, rectorragies, anémie ferriprive), qui sont définis par un saignement récidivant ou persistant malgré la réalisation d'au moins une fibroscopie œso-gastro-duodénale (FOGD) et une coloscopie.

Indications en cours d'évaluation

- La maladie de Crohn grêlique, en ayant vérifié au préalable l'absence de sténose du grêle.
- La surveillance et le diagnostic des polyposes rares de l'intestin grêle.
- La maladie cœliaque, essentiellement pour rechercher des complications type lymphome du grêle.

Perspectives, nouveautés 2008

Une capsule pour l'exploration des endobrachyœsophages va être commercialisée.

Une capsule à déclenchement retardé pour l'exploration du côlon est prévue pour 2008.

38. Ponction-biopsie hépatique (PBH)

Les différentes techniques

PBH transpariétale sous échographie : entre le 8e et le 9e espace intercostal droit sur la ligne axillaire moyenne, en pleine matité, au bord supérieur de la côte inférieure. Pour les lésions diffuses (cirrhose, hépatopathies virales, alcooliques, etc.) ou focales (tumeurs par exemple).

PBH transjugulaire par l'intermédiaire d'un cathéter introduit par voie jugulaire jusque dans une veine sus-hépatique, puis biopsie. À réserver aux patients avec troubles de l'hémostase contre-indiquant la voie intercostale.

Les contre-indications et précautions particulières

Contre-indications de la PBH transpariétale

- Troubles de l'hémostase :
  - TP < 50 %,
  - plaquettes < 100 000/mm^3,
  - temps de saignement > 10 min,
  - TCA > 1,5 témoin.
- Hémophilie.
- Ascite volumineuse.
- Dilatation des voies biliaires.
- Foie cardiaque, maladie de Rendu-Osler.
- Emphysème.
- Kyste hydatique.

Précautions

Arrêt de l'aspirine et/ou des AINS durant huit jours. Il est nécessaire d'attendre 72 h après une PBH pour réintroduire les antiagrégants plaquettaires. Effectuer un temps de saignement en cas d'antécédents personnels ou familiaux d'hémorragies inexpliquées.

Complications

Plus de 90 % des complications de la PBH surviennent dans les huit premières heures; la surveillance post-PBH doit donc être d'au moins 10 h.

Mortalité : 1/10 000. Complications graves : 1/1 000 (pneumothorax, hémopéritoine, cholépéritoine).

Autres complications possibles :

- hématome sous-capsulaire;
- malaise ou choc vagal (évolution spontanément favorable ou après injection d'atropine);
- douleurs de l'hypochondre droit.

Perspectives

En raison de leurs bonnes performances diagnostiques et de leur innocuité, les indications des méthodes de diagnostic non invasives de la fibrose (voir fiche n° 38) devraient s'étendre à toutes les hépatopathies (alcoolique, virales B, etc.) et limiter les indications de la PBH.

39. Les nouvelles méthodes d'évaluation non invasives de la fibrose hépatique

Élastométrie impulsionnelle (Fibroscan)

L'appareil génère une impulsion sur la peau en regard du foie. La mesure par un transducteur ultrasonore de la vitesse de propagation de cette onde à travers le parenchyme hépatique permet d'estimer l'élasticité de ce parenchyme. L'onde ultrasonore progresse d'autant plus rapidement que le milieu est dur, donc que la fibrose est importante.

L'examen est totalement indolore, sans risque, et dure au plus 2 min. Il se pratique sur un malade en position allongée, dos à plat, le bras droit sous la tête. La sonde est positionnée au niveau d'un espace intercostal en regard du lobe droit du foie.

Méthodes sérologiques, le Fibrotest

La combinaison de certains marqueurs indirects de fibrose – combinant bilirubine, haptoglobine, alpha-2-macroglobuline, apolipoprotéine A1 (ApoA1), gamma-glutamyl transpeptidase (γGT), âge et sexe – est connue sous le nom de *Fibrotest* (Biopredictive, Paris).

Recommandations de la Haute Autorité de santé (HAS), 2007

Les deux seuls tests validés sont le Fibrotest et le Fibroscan. La seule indication retenue est le patient atteint d'une hépatite chronique virale C, jamais traitée et sans comorbidité. La pratique d'un de ces deux tests non invasifs est alors recommandée en première intention. Il faut dans tous les cas s'assurer de la qualité de la réalisation du test et de la pertinence clinique du résultat. En cas de non-cohérence clinique du résultat ou de non-validité technique, il est licite de recourir à l'autre test non invasif et/ou à la ponction-biopsie hépatique (PBH).

Perspectives

En raison de leurs bonnes performances diagnostiques et de leur innocuité (contrairement à la PBH), les indications de ces méthodes de diagnostic non invasives de la fibrose devraient s'étendre à toutes les hépatopathies (alcooliques, virales B, etc.).

PARTIE 4

Médicaments

40. Inhibiteurs de la pompe à protons (IPP)

Produits disponibles, mode d'action

Les produits disponibles sont :

- le pantoprazole (*Inipomp, Eupantol*) ;
- l'oméprazole (*Mopral, Zoltum*) ;
- le lansoprazole (*Lanzor, Ogast*) ;
- le rabéprazole (*Pariet*).

L'ésoméprazole (*Inexium*) est l'isomère S de l'oméprazole.

Ce sont des antisécrétoires extrêmement puissants, qui antagonisent de manière irréversible l'ATPase H^+/K^+ du pôle apical des cellules pariétales (qui sont à l'origine de la sécrétion acide gastrique). L'inhibition sécrétoire concerne aussi bien la sécrétion basale que la sécrétion stimulée.

Indications

- Reflux gastro-œsophagien (RGO).
- Œsophagite.
- Ulcère gastrique compliqué ou non.
- Ulcère duodénal compliqué ou non.
- Éradication de *H. pylori* (en association avec une antibiothérapie).
- Syndrome de Zollinger-Ellison.
- Prévention des complications gastroduodénales des AINS.

Contre-indications, effets secondaires

Contre-indications : IPP déconseillés durant la grossesse et l'allaitement. Hypersensibilité au produit.

Les effets secondaires sont exceptionnels : constipation, vomissements, céphalées.

À connaître

Ils ne font pas régresser les lésions d'endobrachyœsophage.

41. Anticorps monoclonaux anti-TNF-alpha

Les produits disponibles en gastro-entérologie

L'infliximab (*Remicade*) : anticorps chimérique (homme-souris) de type immunoglobuline G1 (IgG1) se liant de manière spécifique et avec une grande affinité au *tumor necrosis factor* alpha (TNF-alpha).

L'adalimumab (*Humira*) : anticorps humanisé de type IgG1 se liant de manière spécifique et avec une grande affinité au TNF-alpha.

Les indications

Même s'il y a quelques petites différences, les anti-TNF-alpha sont réservées aux cas sévères de maladie de Crohn et/ou de rectocolique hémorragique.

Indication dans la maladie de Crohn

- Formes actives sévères chez les patients qui n'ont pas répondu malgré un traitement approprié et bien conduit par une corticothérapie et/ou un immunosuppresseur (azathioprine, méthotrexate, etc.).
- Patients ayant une forme active chez lesquels un traitement par corticoïdes et immunosuppresseurs est contre-indiqué ou mal toléré.
- Traitement d'une forme active avec des fistules chez les patients qui n'ont pas répondu malgré un traitement conventionnel approprié et bien conduit (comprenant antibiotiques, drainage et thérapie immunosuppressive).

Indication dans la rectocolite hémorragique

Formes graves.

Complications

- Patients ayant une tuberculose active ou d'autres infections sévères telles que sepsis, abcès et infections opportunistes.
- Patients ayant une insuffisance cardiaque modérée ou sévère (classe III/IV dans la classification NYHA).
- Patients ayant une hypersensibilité au produit ou à l'un des excipients, ou aux protéines murines (de souris) dans le cas de l'infliximab.

Effets secondaires importants à connaître

Réactions d'intolérance à la perfusion, définie comme un effet secondaire survenant pendant la perfusion ou dans les 2 h après la fin de celle-ci. Elle peut se manifester par : fièvre, frissons, prurit, urticaire, hypotension, hypertension, dyspnée, douleurs thoraciques.

Réactions immunologiques, surtout présence d'anticorps anti-ADN double brin. Dans ces cas, se produisent, dans 1 % des cas, des manifestations cliniques de type lupus.

Complications infectieuses : sous anti-TNF-alpha, se produit une augmentation des infections, notamment respiratoires. Il se produit aussi une augmentation des infections tuberculeuses avec des atteintes pulmonaires, extrapulmonaires et disséminées. La mortalité des cas de tuberculose sous infliximab est de l'ordre de 10 %. Il existe des précautions particulières à prendre avant la prescription d'anti-TNF-alpha pour dépister une tuberculeuse latente et prévenir une réactivation tuberculeuse.

42. Extraits pancréatiques

Le mode d'action

Extraits pancréatiques contenant les enzymes pancréatiques nécessaires à la digestion (enzymes lipolytiques et protéolytiques).

Ces enzymes étant inactivées à pH acide, les gélules sont présentées sous forme de microgranules gastrorésistants : *Alipase 7500*, *Créon 12000* ou *Eurobiol 25000 U*.

Indications, utilisation

La seule indication est l'insuffisance pancréatique exocrine, qui peut se rencontrer dans le cadre :

- surtout des pancréatites chroniques;
- des pancréatectomies;
- du cancer du pancréas;
- de la mucoviscidose.

Ces médicaments sont utilisés à doses progressives jusqu'à disparition de la stéatorrhée, en débutant à une gélule à prendre au cours des trois principaux repas (25000 UI de lipase par repas).

Contre-indications, raisons d'inefficacité

Il n'y a aucune contre-indication.

En cas d'inefficacité, rechercher :

- une mauvaise compliance au traitement;
- une inactivation enzymatique par hypersécrétion acide gastrique, ce qui impose un traitement antisécrétoire gastrique;
- l'absence de digestion de l'enrobage, particulièrement en cas de gastrectomie;
- une cause supplémentaire de stéatorrhée, ce qui est rare… (maladie cœliaque, par exemple).

Effets secondaires

Parfois, constipation. Diminuer alors la posologie.

43. Interféron-alpha (IFN-alpha)

Les produits disponibles

- L'IFN-alpha non pégylé (*Viraféron, Roferon, Introna*).
- L'IFN-alpha pégylé (*Pegasys, Viraféron-Peg*).

La pégylation consiste à fixer une ou plusieurs chaînes de poly-oxyéthylène-glycol (PEG) sur l'IFN standard. La pégylation de l'IFN :

- augmente la demi-vie de résorption ;
- augmente la demi-vie d'élimination ;
- diminue l'élimination rénale ;
- augmente la concentration plasmatique.

Cela explique que, contrairement aux formes non pégy-lées, une seule injection par semaine est suffisante pour l'IFN pégylé.

Les modes d'action

L'IFN-alpha a plusieurs modes d'action :

- une action antivirale directe ;
- un effet immunomodulateur par orientation de la réponse immunitaire vers un type Th1 (c'est-à-dire favorisant la réponse immunitaire cellulaire) et activation des lymphocytes T cyto-toxiques (CTL).

L'effet antiviral direct passe en partie par la voie de la 2'-5' oligoadénylate synthétase (OAS).

Indications en hépatologie

Les deux IFN pégylés n'ont pas obtenu l'autorisation de mise sur le marché (AMM) pour les mêmes indications.

- Hépatite chronique virale B en monothérapie.
- Hépatite chronique virale C en bithérapie (avec la ribavirine), plus rarement en monothérapie (à visée antifibrosante).

Contre-indications les plus courantes (absolues et relatives)

- Hypersensibilité à la substance active ou à l'un des excipients.
- Épilepsie et/ou atteinte des fonctions du système nerveux central (SNC).
- Transplantation d'organe à l'exception du foie.
- Grossesse/allaitement.
- Thrombopénie (< 50 000 plaquettes/mm^3). Neutropénie (< 1 000 polynucléaires neutrophiles/mm^3).
- Dépression non contrôlée ou psychose sévère actuelle.
- Hépatite auto-immune ou antécédents de maladie auto-immune.
- Cirrhose décompensée, avec insuffisance hépatique sévère et/ou complication (ascite, encéphalopathie, hémorragie digestive).
- Troubles thyroïdiens préexistants sauf s'ils peuvent être contrôlés par un traitement conventionnel.
- Pathologie cardiaque sévère préexistante (désordres arythmiques sévères, infarctus du myocarde récent, insuffisance cardiaque congestive non contrôlée).
- Insuffisance rénale avec clairance de la créatinine < 50 mL/min.

Effets secondaires

Les plus fréquents sont : asthénie, fièvre, frissons (surtout en début de traitement), myalgies, douleurs lombaires (surtout en début de traitement), céphalées, irritabilité, instabilité de l'humeur, insomnies, alopécie (réversible à l'arrêt du traitement), neutropénie, thrombopénie.

408067 - (II) - (6,5) - SPI - PMS 1935

Elsevier Masson SAS. 62, rue Camille-Desmoulins, 92442 Issy-les-Moulineaux cedex
Dépôt légal : février 2009

Photocomposition : SPI Publishers Services, Pondichéry, Inde

Imprimé en Chine